AME 学术盛宴系列图书 3E001

骨转移手册

——医护专业人员版（第二版）

主译：于胜吉　张娜

中南大学出版社
www.csupress.com.cn

AME
Publishing Company

图书在版编目(CIP)数据

骨转移手册——医护专业人员版(第二版)/[加]吉莉安·贝达德 (Gillian Bedard) 等主编;于胜吉,张娜译. —长沙:中南大学出版社,2018.10

ISBN 978-7-5487-2691-3

Ⅰ.①骨… Ⅱ.①吉…②于…③张… Ⅲ.①骨肿瘤—肿瘤转移—诊疗—手册 Ⅳ.①R738.1

中国版本图书馆CIP数据核字(2016)第324916号

AME学术盛宴系列图书3E001

骨转移手册——医护专业人员版(第二版)

GU ZHUAN YI SHOU CE——YI HU ZHUAN YE REN YUAN BAN (DI ER BAN)

Editors-in-Chief: Gillian Bedard   Erin Wong

Editors: Philiz Goh   Joel Finkelstein   Edward Chow

主译:于胜吉   张娜

□丛书策划	郑 杰　汪道远　高明珍
□项目编辑	陈海波
□责任编辑	孙娟娟　陈海波　袁 舒
□责任校对	杨 瑾
□责任印制	易红卫　潘飘飘
□版式设计	林子钰　王 李
□出版发行	中南大学出版社
	社址:长沙市麓山南路　　邮编:410083
	发行科电话:0731-88876770　传真:0731-88710482
□策 划 方	AME Publishing Company 易研出版公司
	地址:香港沙田石门京瑞广场一期,16楼C
	网址:www.amegroups.com
□印　装	天意有福科技股份有限公司

□开　本	787×950　1/44	□印张 4.75	□字数 150 千字	□插页
□版　次	2018 年 10 月第 1 版	□2018 年 10 月第 1 次印刷
□书　号	ISBN 978-7-5487-2691-3
□定　价	49.00 元

本书由加拿大多伦多大学桑尼布鲁克（Sunnybrook）健康医学中心奥德特（Odette）癌症中心撰写并出版。

编辑们已尽力确保本书内容的准确性，他们通过各种方式反复确认所述信息的正确性，并尽力为大家介绍最能被大部分人认可的一些做法。但是，编辑和出版商对本书存在的错误、遗漏以及使用本书信息出现的后果概不负责，对本书直接或间接涉及的有关价格、内容的完整性或准确性等方面也无法给予保证。特定情况下应用这些信息需要相关从业者的专业指导。书中描述和推荐的临床治疗可能不是绝对、普遍的建议。编辑和出版商已尽最大努力来确保本书出版时，其内容与当时的推荐指南或共识相一致。

特别感谢所有给这本手册带来灵感的患者。

主　编：Gillian Bedard
　　　　Erin Wong

编　者：Philiz Goh R.N.
　　　　Joel Finkelstein
　　　　Edward Chow

加拿大多伦多大学桑尼布鲁克（Sunnybrook）健康医学中心奥德特（Odette）癌症中心，2014 年第二版。

主　编:

Ms. Gillian Bedard BSc(C);

Ms. Erin Wong BSc(C)

编　者:

Ms. Philiz Goh R.N., BScN, CON(C), R.Kin;

Dr. Joel Finkelstein MD, MSc, FRCSC;

Dr. Edward Chow MBBS, MSc, PhD, FRCPC

主　译:

于胜吉　　国家癌症中心 / 国家肿瘤临床医学研究中心 /
　　　　　中国医学科学院北京协和医学院肿瘤医院骨科

张　娜　　辽宁省肿瘤医院 / 中国医科大学肿瘤医院放
　　　　　疗科

审 译：

于胜吉　国家癌症中心 / 国家肿瘤临床医学研究中心 / 中国医学科学院北京协和医学院肿瘤医院骨科

张　娜　辽宁省肿瘤医院 / 中国医科大学肿瘤医院放疗科

蔡修宇　中山大学附属肿瘤医院肿瘤内科

许宋锋　国家癌症中心 / 国家肿瘤临床医学研究中心 / 中国医学科学院北京协和医学院肿瘤医院骨科

徐立斌　国家癌症中心 / 国家肿瘤临床医学研究中心 / 中国医学科学院北京协和医学院肿瘤医院骨科

赵振国　国家癌症中心 / 国家肿瘤临床医学研究中心 / 中国医学科学院北京协和医学院肿瘤医院骨科

张鑫鑫　国家癌症中心 / 国家肿瘤临床医学研究中心 / 中国医学科学院北京协和医学院肿瘤医院骨科

袁振南　国家癌症中心 / 国家肿瘤临床医学研究中心 / 中国医学科学院北京协和医学院肿瘤医院骨科

初稿译者（按姓氏拼音排序）：

曹　磊　宿迁市第一人民医院肿瘤科

陈　强　包头医学院第一附属医院影像科

陈　鑫　陕西省人民医院放疗科

邓伟豪　中山大学附属第六医院病理科

丁景弦　南昌市第三医院放疗科

范　博　大连医科大学附属第二医院泌尿外科

耿晓涛　潍坊市人民医院放疗科

何翠菊　辽宁省肿瘤医院放射科

黄清廷　福建省肿瘤医院肿瘤放射科

黄玉筠　广东省佛山市顺德区中医院肿瘤科

雷鹏飞　中南大学湘雅医院骨科

冷雪峰　成都大学附属医院胸外科

李晶晶　安徽医科大学第二附属医院肿瘤外科

李　琦　上海交通大学附属第一人民医院肿瘤科

李　伟　美国维克森林大学访问学者

刘航宇　辽宁省肿瘤医院放疗科

孙丽斌　青大附院肿瘤科

孙　洋　吉林大学第二医院骨科

谭　昊　辽宁省肿瘤医院放疗科

熊国兵　四川省医学科学院四川省人民医院泌尿外科

徐　波　山东大学附属山东省立医院骨科

杨　慧　武汉大学中南医院放疗科

翟晓宇　中国医学科学院肿瘤医院肿瘤科

张　丰　常州市第一人民医院（苏州大学附属第三医院）
　　　　胃肠外科

张　强　江苏省人民医院普通外科

张　婉　复旦大学附属华东医院血管外科

张晓晶　中国医科大学肿瘤医院（辽宁省肿瘤医院）骨
　　　　与软组织外科

赵　爽　天津市第四中心医院检验科

赵欣宇　中国医科大学附属第一医院放疗科

郑永昌　中国医学科学院北京协和医院肝胆胰外科

周　密　苏州大学附属儿童医院药学部

AME学术盛宴系列图书序言

这个系列图书具有几大特色：其一，这个系列图书来自Springer，Elsevier，Wolters Kluwer，OUP，CUP，JBL，TFG等各大出版社，既有一些"经典图书"，也有一些实用性较强的"流行图书"，覆盖面甚广；其二，这个系列图书的翻译工作，都是基于"AME认领系统"，我们花费近1年时间，开发了这套"认领系统"，类似出版界的"Uber/滴滴"，成功地对接了图书编辑、译者和审校者之间的需求。一般情况下，我们发布一本书的目录等信息之后，48小时内该书的翻译任务就会被AME注册会员一抢而空——在线完成译者招募和审校等工作，参与翻译和校对工作的人员来自国内众多单位，可谓"智力众筹"；其三，整个翻译、审校、编辑和出版过程，坚持"品书"与"评书"相结合，在翻译的同时，我们邀请国内外专家对图书进行"点评"，撰写"Book Review"，一方面刊登在我们旗下的杂志上，另一方面将其翻译成中文，纳入本书中文版，试图从多个角度去解读某本图书，给读者以启迪。所以，将这个系列图书取名为"学术盛宴"，应该不足为过。

虽然鲍鱼、鱼翅等营养价值较高，但是并非适合所有人，犹如餐宴一样，享受学术之宴也很有一番讲究。

与大家分享一个真实的故事。有一天，南京一家知名上市公司的总裁盛情邀请我参加一个晚宴。

席间，他问了我一个问题："国外的医术是不是比中国先进？瑞士的干细胞疗法是不是很神奇？"

因为我没有接受过瑞士的干细胞治疗，所以，对此没有话语权，我个人对这个疗法的认识仅限于"一纸"——只是有几次在航空杂志上看到过相关的"一纸"广告。

正当我准备回答他的时候，他进一步解释："上个月，我的一位好朋友就坐在你今天这个座位，他已超过50岁，但是，看起来很年轻，因为他去瑞士接受过干细胞治疗……"

"您的这位朋友，他的心态是不是很平和？他的家庭是不是很幸福？他的爱情是不是很美满？"我反问了几个问题。

他毫不犹豫地回答："是的。"

"他的外表看起来很年轻，可能是由于接受干细胞治疗这个因素导致的，更可能是干细胞治疗、家庭、爱情、事业等多个因素共同作用所造成的。"听完我的回答，这位优秀的总裁先生好像有所感悟，沉默了片刻。

虽然这个系列图书，从筛选图书，到翻译和校对，再到出版，所有环节层层把关，但是，我们仍无法保证其内容一定就适合您。希望您在阅读这个系列图书的过程中，能够时刻保持清醒的头脑、敏捷的思维和独立的思考，去其糟粕，取其精华，通过不断学习消化和吸收合适的营养，从而提高和超越自我的知识结构。

开卷有益，思考无价，是为序。

汪道远

AME出版社社长

序

骨转移在晚期肿瘤患者中很常见，临床发病率高，严重降低了患者的生活质量和功能。姑息治疗的进步为骨转移患者提供了诸多治疗选择。本手册总结了最新的骨转移相关知识以及能让患者获益的最佳治疗措施。

第一章：骨转移概述。包括骨转移的病因学、流行病学、病理生理学及临床表现。

第二章：骨转移相关并发症。尤其是严重影响骨转移患者发病率和生活质量的骨相关事件，进一步详细描述了骨转移导致的疼痛、高钙血症、脊髓压迫、病理性骨折及骨相关事件的标准治疗。

第三章：骨转移相关检查。包括影像学检查及其优缺点，以及如何通过患者的临床表现来指导影像学检查的选择。

第四章：疼痛的治疗。疼痛是骨转移最常见的症状，合适的药物治疗很重要，可与其他治疗骨痛的方法联合应用。遵循世界卫生组织、欧洲姑息治疗协会的指南，可以选择最佳的药物止痛措施，包括使用非阿片类药物、低效或高效的吗啡类药物。本章节对比不同治疗措施、不良反应和吗啡类药物换算方法，以帮助医疗专业人员为每位患者制定控制疼痛的最佳方案。

第五章：放射治疗。放射治疗（简称放疗）在很长时间内都是骨转移的标准治疗方法，它可以缓解骨痛，治疗濒临骨折、病理性骨折和脊髓压迫。治疗脊髓压迫的最佳放疗剂量、最佳联合治疗方案及其相关预测因素仍需进一步探索。

关于放射治疗的不良反应，可参考美国放射肿瘤学会和安大略癌症护理指南制定的治疗策略。

第六章：手术治疗。包括濒临骨折的预防性内固定、病理性骨折的稳定、脊髓压迫的减压。常用术前评分及预测骨折风险的Mirel's评分来制定治疗方案。手术联合术后放疗可使患者的功能活动及生活质量得到最大程度的改善。术前栓塞联合微创手术也是骨转移治疗的手段之一。

第七章：全身治疗。全身治疗的发展可以延长部分仅有骨转移患者的生存时间。临床实践表明，双膦酸盐及地诺塞麦可以减少骨相关事件的发生，前列腺癌和乳腺癌患者获益尤其显著。ASCO指南推荐使用骨保护剂。

第八章：镭-223。作为放射性骨靶向药物，镭-223化合物的α粒子选择性结合骨代谢增高的骨转移部位，促使靶部位的DNA双链断裂及细胞毒效应。镭-223对去势抵抗性前列腺癌及乳腺癌骨转移患者有效，可以延长总生存时间、延缓骨相关事件的发生、减轻骨痛、提高生活质量。

第九章：生活质量评价。生活质量评价可以更好地指导医生及患者作出治疗决策，尤其是姑息治疗。第九章中提及的两个骨转移患者生活质量工具量表，可以辅助监测骨转移的发病率及治疗的有效性。本书最后介绍几个典型病例，用于探讨前几章介绍的不同的治疗模式，以便选择最佳的治疗方案。

我们希望本手册可以为广大同仁及从事骨转移治疗的专业人士提供参考。考虑到骨转移治疗领域的快速进展，建议在制定相关治疗方案时，咨询专科医生及药师。

Gillian Bedard, Erin Wong, Philiz Goh, Joel Finkelstein, and Edward Chow

前言

    加拿大多伦多大学桑尼布鲁克健康科学中心的奥德特癌症中心骨转移门诊有一个由放射治疗科、骨科、介入放射科、临终关怀科医生及护理人员组成的多学科团队，他们为具有临床症状的骨转移患者提供综合治疗与关怀。《骨转移手册——医护专业人员版（第二版）》是一本非常受欢迎的卫生保健书籍，这本第二版在第一版的基础上更新了一些内容，包括：新骨抗吸收可行药物治疗，近期文献关于外科手术在预防骨转移发生骨折和脊髓压迫等严重不良骨事件方面所发挥的重要作用的报道。另外，也阐述了新的放射治疗策略，如：镭-223已被批准用于治疗睾丸去势无效的前列腺癌骨转移患者。这本手册对于指导骨转移患者的治疗非常有价值。祝贺主编Gillian Bedard女士和Erin Wong女士，编辑Edward Chow医生、Joel Finkelstein医生和Philiz Goh女士。

Albert JM Yee

医学博士、科学学位硕士、
加拿大皇家外科医师学会会员、外科教授
加拿大多伦多大学骨科

目　录

第一章　骨转移概述

1　病因和流行病学

骨转移是乳腺癌和前列腺癌最常见的转移部位，占晚期肿瘤患者的60%~75%。另外，肺癌、甲状腺癌、肾癌发生骨转移的比例为30%~40%（图1-1）。50%确诊癌症的患者最终会发生转移，其中超过50%会转移至骨。目前，骨转移的确切发生率还不清楚，据估计美国每年死于骨转移的患者为300 000~400 000人。

确诊骨转移后，患者的生存时间因肿瘤类型、肿瘤分级、体力状态、年龄、骨外转移情况、肿瘤标记物水平、骨疾病程度等因素不同而差异较大。平均生存期可以从肺癌的6个月到前列腺、甲状腺、乳腺癌的数年之久（表1-1）。多达40%的乳腺癌患者转移的第一个部位是骨。如果患者仅有骨转移，他们的平均生存期会相对较长。随着患者生存期的延长，最主要的挑战是如何提高患者的生活质量。

骨转移可以累及骨的任何部位，主要发生在血流丰富的红骨髓。此外，骨是人体内最大的生长因子贮藏处，包括转化生长因子（TGF-ß）、胰岛素样生长因子（IGF-1和IGF-2）、血小板源性生长因子（PDGF）和钙。在正常骨重

1

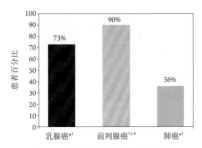

图1-1　肿瘤患者发生骨转移的比例

*，数据来自尸检研究；[1]，数据基于PSA升高的CRPC患者（无论是否ADT）；[1]，Coleman RE. Clin Cancer Res. 2016;12:6243s-6249s；[2]，Tannkck IF. N Engl J Med. 2014;351:1502-1512；[3]，Petrylak DP，et al. N Engl J Med. 2014;351:1513-1520；[4]，Scher HI，et al. Clin Cancer Res. 2015;11:5223-5232。

表1-1　骨转移患者的中位生存期

癌	中位生存期（月份）
乳腺癌	20~24
前列腺癌	12~53
甲状腺癌	48
肺癌	9~12
膀胱癌	6~9
黑色素瘤	6

建过程的骨吸收阶段，这些生长因子被释放、激活，最终成为肿瘤生长的肥沃土壤。在长骨，近端区域发生骨转移通常早于远端区域。股骨（50%）和肱骨（15%）是较常见的由于骨转移而发生骨折的部位。骨折的发生严重影响着

患者的生活质量。骨转移可继发严重骨痛、病理性骨折、脊髓压迫或高钙血症。

2　病理生理学

新近研究主要集中在肿瘤转移的多级细胞过程。首先，恶性肿瘤细胞必须脱离它原来的部位。对乳腺癌、前列腺癌、结直肠癌以及胰腺癌的研究发现，E-钙黏蛋白（一种细胞表面的黏附分子）的表达缺失是细胞解离的早期步骤。

在侵犯血管或淋巴系统之后，恶性肿瘤细胞必须在到达最终目的地之前在机体的免疫反应中存活下来。在远处转移的部位，恶性细胞需要黏附基底膜、侵入周围组织、诱导血管生成，并形成新的细胞团。已经发现，来源于免疫球蛋白超家族的细胞黏附分子（细胞内黏附分子、血管细胞黏附分子、血小板内皮细胞黏附分子）、整合素家族以及选择素家族受体，均与靶点位置基底膜蛋白（层连接蛋白）的黏附有关。侵犯组织之后的肿瘤继续生长则需要新生血管的生成。

单纯的力学原理能够解释恶性肿瘤在软组织中的侵袭行为，但这个理论并不能解释对钙化组织的侵犯和破坏，例如骨。为了在骨中建立转移灶，骨髓中的恶性细胞需要与正常骨细胞（破骨细胞和成骨细胞）相互作用。恶性肿瘤细胞的产物直接或间接地造成了骨吸收，并允许肿瘤细胞在再吸收部位侵犯和生长。肿瘤细胞的生长因子和细胞因子的表达，影响了正常骨细胞之间的相互作用。破骨细胞和成骨细胞间的平衡，决定了这个病变是溶骨性的、成骨性的，还是混合性的。

已经证实，肿瘤细胞升高表达白细胞介素-6、白细胞介素-11、甲状旁腺激素相关蛋白（PTHrP），提高了破骨细胞活性，导致骨吸收。骨吸收导致骨源性生长因子的释放，尤其是TGF-β的释放，反过来它能够与肿瘤细胞上的受体发生反应，这就建立了所谓骨转移的恶性循环，即通过对骨细胞的刺激产生利于肿瘤细胞的微环境，并促进转移的发生。这种与成骨性病变相关的异常的新生骨形成，与成骨细胞分泌内皮素–1和IGF有关。即使在成骨性病灶中，与正常相比，破骨细胞的活性也是相应增加的。

恶性循环的关键步骤（图1–2）：

（1）肿瘤细胞分泌甲状旁腺激素相关蛋白（PTHrP），它是成骨细胞产生RANK配体的主要刺激物。

（2）PTHrP诱导产生RANK配体，下调成骨细胞骨保护素的产生，由此刺激了破骨细胞生成。

（3）肿瘤细胞产生和分泌的其他因子（内皮素–1、白细胞介素–6、前列腺素E2、TNF、巨噬细胞集落刺激因子）也增加了RANK配体的表达。

（4）肿瘤环境中RANK配体表达的增加导致了破骨细胞的形成、活化以及存活的增加，造成了溶骨性损伤。

（5）溶骨（骨吸收过程）导致骨源性生长因子的释

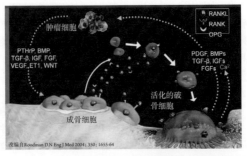

改编自Roodman D.N Eng J Med 2004；350：1655-64

图1–2　肿瘤转移骨破坏的"恶性循环"示意图

放，包括转化生长因子β（TGF-β）、胰岛素样生长因子（IGFs）、成纤维细胞生长因子（FGFs）、血小板生长因子（PDGF）、骨形态发生蛋白（BMPs）。

（6）这些因子增加了PTHrP的产生，或直接促进了肿瘤的生长。

（7）特别的是，结合在肿瘤细胞表面受体上的生长因子激活了自身磷酸化，以及包含了SMAD蛋白（多数TGF-β通路的胞浆介质）和丝裂原活化蛋白激酶（MAPK）通路的信号传导。

（8）骨破坏增加了局部细胞外钙离子（Ca^{2+}）的浓度，这能够促进肿瘤的生长和PTHrP的产生。

（9）这些通路的信号传导促进了肿瘤细胞的增殖和PTHrP的产生，循环得以继续。

3 破骨细胞活性 vs. 成骨细胞活性和骨重建

成人骨骼通过成骨细胞及破骨细胞的协调活动而不断进行自我更新，其中90%是骨重建。正常骨组织中，存在着一个平衡的骨重建顺序：首先，破骨细胞吸收骨质，然后，在同一部位成骨细胞形成新骨（图1-3）。

成骨细胞由称为骨前体细胞的一种梭形细胞分化而成，分布于骨膜、哈佛系统（Haversian System）及骨髓腔。他们负责骨细胞外基质的合成和钙化，并调节破骨细胞的成熟和激活。

破骨细胞是一种多核巨细胞，可介导骨基质的吸收。他们存在于骨吸收后的凹陷中，即骨吸收陷窝（Howship Lacunae）。骨吸收过程首先是骨胶原脱钙，随后是非胶原蛋白的降解和胶原纤维的分解代谢。有机和无机产物会通过跨

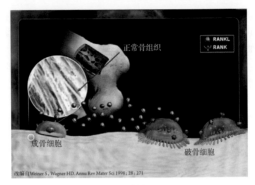

改编自Weiner S, Wagner HD. Annu Rev Mater Sci 1998；28：271

图1-3　正常骨的矿化

细胞转运至破骨细胞的游离面，在此与细胞膜融合并将其成分释放至细胞外液体中。这一机制对释放钙离子进入血液循环起着巨大作用。

骨重建包括的阶段：激活、吸收、逆转和形成

（1）激活：在骨重建的激活过程中，静息状态的骨表面转化为重建骨表面。破骨细胞前体细胞聚集到骨衬细胞层，分化为成熟活跃的破骨细胞。

（2）吸收：破骨细胞通过在细胞与骨表面之间产生一种酸性微环境，去除骨基质中含有的矿物质和有机成分。吸收面会形成扇形的侵蚀表面，称为骨吸收陷窝（Howship Lacunae）。这一吸收过程在皮质骨持续约30 d，在松质骨持续约43 d。

（3）逆转：一旦破骨细胞吸收了基质中的矿物质和有机物，这个阶段就开始了。这个阶段会出现破骨细胞凋亡，成骨细胞聚集到骨表面。

（4）形成：被破骨细胞清除的旧骨质，被随后由成骨细胞所形成的新的健康的类骨质（未矿化的胶原基质）取代。胶原基质为矿物质（主要是羟基磷灰石）沉积提供了基本结构。这一形成过程在皮质骨中需要约90 d，在松质骨约145 d。

在矿化阶段，这些沉积物使基质逐渐变硬，最终形成新骨。

4 成骨性、溶骨性及混合性病变

骨转移可表现为溶骨性、成骨性（或硬化性）或混合性。这种分类其实是正常骨重建这一连续过程失去平衡的表现（图1-4）。因此，骨转移会导致骨质破坏（溶骨性病变）和异常骨形成（成骨性病变），或两种病变同时存在（图1-5）。

单纯溶骨性病变常继发于肾脏、甲状腺、子宫和胃肠道

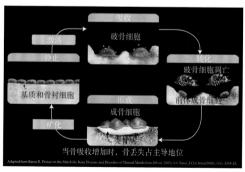

图1-4 正常生理活动中，骨吸收和形成是一个动态平衡过程

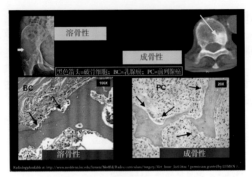

图1-5　根据影像学区分的溶骨性或成骨性骨转移中都存在破骨细胞

的恶性肿瘤（图1-6）。单纯成骨性病变常见于前列腺癌患者。混合病变一般发生于肺癌、乳腺癌、宫颈癌、卵巢癌和睾丸癌患者。

　　在溶骨性骨转移的患者中，破骨细胞的形成和活性增

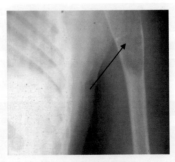

图1-6　肱骨溶骨性病变

加；然而，破骨细胞活性增加的因素也因原发肿瘤类型的不同而不同。RANKL通路是这些肿瘤源性因子在形成破骨细胞诸多过程中的共同中介。当患者的骨破坏和骨净丢失占主导时，影像学上可见到溶骨性表现。

相反，骨形成过量的患者会出现成骨性转移（图1-7）。前列腺癌骨转移患者的影像学通常表现为不透亮区域的增加，这是由于成骨细胞所致的过量的新骨基质形成（图1-8）。溶骨性转移往往会导致细胞高度聚集，而成骨性病变由于纤维间质中膜内成骨的骨岛大量出现，因此细胞相对较少（图1-9）。研究表明，即使在成骨性病变中也存在破骨细胞活性的增加和继发的吸收腔。生化分析也表明，成骨性病变患者的骨吸收率升高。这说明骨溶解的病理性增加与所有骨转移相关，无论是溶骨性转移或成骨性转移。混合性病变包括硬化性转移和溶骨性转移。

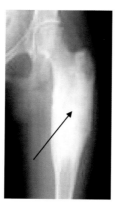

图1-7　股骨成骨性病变

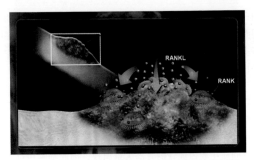

图1-8　成骨微环境显示破骨细胞和成骨细胞的活性都增加

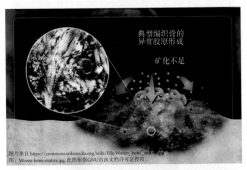

图1-9　成骨病变中异常骨形成会导致不成熟编织骨的形成
前列腺癌相关的成骨性转移可见典型新生骨，特征表现为矿
化和微结构存在明显缺失的编织骨。

5　骨转移的临床表现

与骨转移相关的疾病通常称作骨相关事件（Skeletal-Related Events，SREs），包括需要止痛药物治疗、放射治疗或手术治疗的骨痛、高钙血症、病理性骨折以及脊髓或神经

根的压迫。骨转移通常从骨髓开始，因此富含较高比例红骨髓的骨骼（如躯干骨）更容易受累。通常，患者确诊时就表现为多发骨转移。但是，多达10%的肾癌或神经母细胞瘤可以仅表现为单一的骨转移病灶。

最常见的临床症状是疼痛，70%~90%的骨转移患者都会出现。这种疼痛既可以是局限性疼痛也可以是广泛性疼痛。四肢病变的疼痛常常界限清楚，相反，在脊柱或骨盆受累区域，疼痛则是模糊的、广泛的症状。如果病变位于承重区，疼痛会因负重活动而加重。

脊柱转移也可能仅表现为背痛（主要是由于力学的不稳定性），或伴随神经症状（如麻木、刺痛、虚弱、失禁等）。起初，疼痛来自于骨骼中存在的肿瘤细胞所释放的炎症介质、神经肽以及细胞因子。此外，肿瘤团块效应引起骨内压升高也会导致疼痛，同时刺激骨内和骨膜的神经末梢。

功能性疼痛是由于骨机械强度下降、无法再承受日常活动所需的正常应力所导致的（图1-10）。出现功能性疼痛

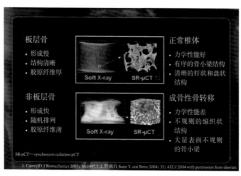

图1-10　骨的结构影响其力学性能

可以作为判断是否会发生骨折的一项指标。机械性疼痛多与溶骨性破坏引起局灶性骨丢失相关。值得注意的是，影像学上成骨性病变也可能因溶骨性区域而降低骨强度。这增加了成骨性病灶内的破骨细胞活性，进而破坏骨结构的完整性。

推荐文献

[1] Coleman, R.E. (2006). Clinical features of metastatic bone disease and risk of skeletal morbidity. Clinical Cancer Research, 12, 6243s-6249s.

[2] Roodman, G.D. (2004). Mechanisms of bone metastases. New England Journal of Medicine, 350, 1655-1664.

第二章　骨相关事件

1　流行病学和潜在并发症

　　骨转移具有较高的发病率，给患者带来了巨大的痛苦。约2/3的乳腺癌骨转移患者会出现常见的骨相关事件（Skeletal-related events，SREs），包括疼痛、病理性骨折、脊髓或神经根压迫、恶性高钙血症等（图2-1，表2-1）。出现这些并发症的患者，最终需要放疗或手术干预（图2-2）。

　　多发性骨髓瘤、前列腺癌、肺癌以及其他实体肿瘤患者是SREs的高危人群（图2-3）。恶性骨肿瘤患者若不接受骨靶向治疗，约有50%的人至少会出现一种SRE。某些骨靶向治疗，如放射治疗、骨科手术，也被认为属于SREs。各种类

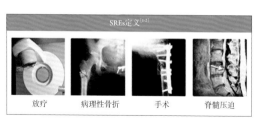

图2-1　SREs是骨转移造成的临床症状明显且后果严重的并发症

表2-1 骨相关事件（SREs）的潜在并发症

骨相关事件（SREs）	潜在并发症
放疗	• 放疗后可能疼痛加重
	• 疲劳
	部位相关不良反应
	• 腹部 / 盆腔：恶心 / 呕吐、腹泻
	• 胸 / 颈椎：吞咽困难、咳嗽、呼吸急促
	少见：
	• 骨髓抑制
	• 骨坏死
病理性骨折	• 愈合时间延长
	• 生存期缩短
	• 活动能力丧失
脊髓压迫	• 剧痛
	• 需要使用糖皮质激素
	• 不可逆四肢瘫或截瘫
	• 长期使用麻醉药
	• 大小便失禁
骨科手术	• 住院死亡率 0%~8%
	• 手术并发症高
	• 需要恢复时间
高钙血症	• 疲劳
	• 混沌
	• 恶心 / 呕吐
	• 尿频
	严重：
	• 心力衰竭
	• 昏迷

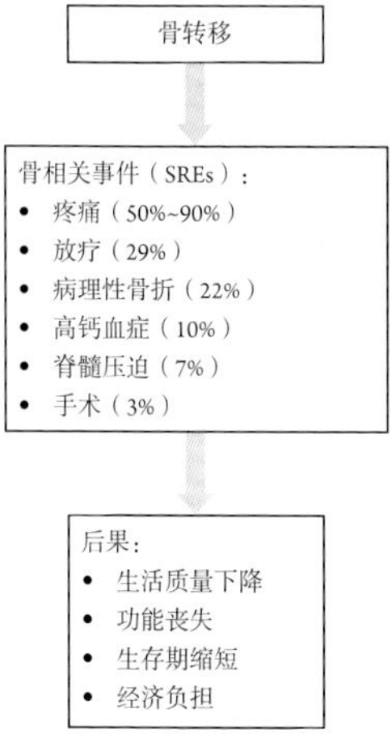

```
┌─────────────────────┐
│        骨转移         │
└─────────────────────┘
           │
           ▼
┌─────────────────────────────┐
│  骨相关事件（SREs）：        │
│  • 疼痛（50%~90%）           │
│  • 放疗（29%）               │
│  • 病理性骨折（22%）         │
│  • 高钙血症（10%）           │
│  • 脊髓压迫（7%）            │
│  • 手术（3%）                │
└─────────────────────────────┘
           │
           ▼
┌─────────────────────────────┐
│  后果：                      │
│  • 生活质量下降              │
│  • 功能丧失                  │
│  • 生存期缩短                │
│  • 经济负担                  │
└─────────────────────────────┘
```

图2-2　骨转移所导致的骨相关事件及其后果

型肿瘤骨转移患者最常见的SREs是骨的放射治疗。

　　针对骨转移导致的疼痛或病理性骨折，传统的治疗方法包括放疗、姑息性手术或使用镇痛药物。放疗可抑制肿瘤进一步生长，避免进一步产生骨破坏，因此，有适应证时应及时进行放疗。然而，这些治疗方法并不能从根本上解决问题，也不能防止SREs的发生（破骨细胞活性致骨吸收增加）。抗骨吸收药物（如骨保护剂）针对的是SREs的原因，而非SREs的后果，在有效预防这些破坏性事件中发挥着重要作用。

　　疼痛是骨转移引发的最常见的症状，但是发生SREs的风险与疼痛并不相关（图2-4）。

　　SREs的自然病史多种多样，随着疾病的进展，患者可能

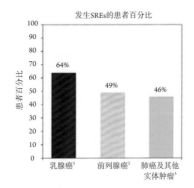

发生SREs的患者百分比

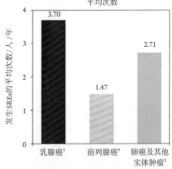

实体肿瘤患者每年每人发生SREs的
平均次数

图2-3 SREs是晚期癌症骨转移患者的普遍好发问题

[1], Lipton A, et al. Cancer. 2000; 88: 1082-1090;
[2], Saad F, et al. J Notl Cancer inst. 2004; 96;
879-882. [3], Rosen LS, et al. Cancer. 2004; 100:
2613-2621; [4], Saad F, et al. Clin Prostote Cancer.
2005; 4: 31-37。

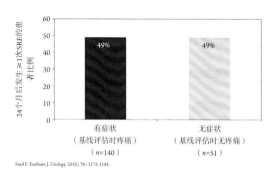

Saad F. Eastham J. Urology. 2010; 76: 1175-1181.

图2-4 SREs的风险与骨痛不相关

数据来自双膦酸盐在降低前列腺癌骨转移患者的骨相关事件和骨痛方面疗效的Ⅳ期回顾性研究中的安慰剂组（*n*=208）。在这个安慰剂组中191名患者作为基线评估疼痛。

会经历更多的SREs（图2-5）。

此外，如果患者发生过至少一种SRE，那么，发生其他SREs的风险更大（图2-6）。多种SREs可在较短的时间内发生，从而形成"集成SREs"现象，最终导致更高的发生率，大大降低了患者的生活质量和功能。

骨转移患者SREs的发生率与受累部位有关。最近一项生存质量调查分析发现，原发性乳腺癌患者出现骨转移后的SREs自然病史中，脊柱发生SREs的累积发病率最高，其次为胸部、骨盆。此外，恶性高钙血症与骨转移的特定解剖部位没有关系，该研究忽视了高钙血症且低估了骨疾病的危害性。总体而言，四肢SREs的发生率很低，颅骨转移患者发生SREs的可能性最低。

SREs会长期影响乳腺癌、前列腺癌或多发性骨髓瘤患者，因为这些患者在确诊骨转移后的平均生存时间相对较长

首次SRE出现的平均时间 *vs.* 平均总生存时间

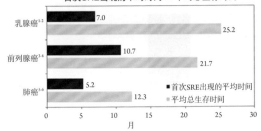

图2-5　随着生存期延长，患者更可能经历SRE

[1], Lipton A, et al. Cancer 2000；88：1082-1090；[2], Miller K, et al. N Engl J Med. 2007；357：2666-2676；[3], Saad F, et al. J Natl Cancer inst. 2002；94：1458-1468；[4], Kantoff PW, et al. N Engl J Med. 2010；363；411-422；[5], Rosen LS, et al. Cancer. 2004；100：2613-2621；[6], Sandler A, et al. N Engl J Med. 2006；355：2542-2550。

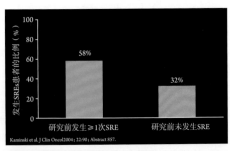

图2-6　乳腺癌患者既往发生SRE的再次出现SREs的风险是未发生SRE患者的两倍

数据来自比较乳腺癌骨转移和多发性骨髓瘤患者使用唑来膦酸（4 mg）与帕米膦酸（90 mg）的回顾性分析研究

（2~4年），尤其是仅有骨转移的患者。

骨是前列腺癌患者主要的远处转移部位。一项针对1 589例前列腺癌患者的尸检研究表明，90%发生血行转移的患者会出现骨病变，最常见于腰椎。腰椎常是远处转移的首发部位。假说认为，前列腺癌通过Baston神经丛逆行转移至腰椎，使得腰椎成为前列腺癌转移的高发部位。因此，相对其他恶性肿瘤，前列腺癌患者发生脊髓压迫的几率特别高。

虽然多发性骨髓瘤比乳腺癌及前列腺癌的发病率低，骨健康仍是血液科医生应当重点关注的。骨髓瘤细胞位于骨髓，除了促进骨吸收以外，还可以分泌抑制成骨细胞的因子。因此，晚期骨髓瘤患者可出现严重的骨科疾病，骨痛是确诊时最常见的症状。在病程中，多数患者会出现骨量减少，从而增加了脊椎骨折的发生率。约30%的多发性骨髓瘤患者可发生恶性高钙血症。

侵袭性恶性肿瘤患者预后较差，生存期间可发生SREs。肺癌及其他恶性肿瘤患者可能生存时间有限，此时，发生首次SRE的平均时间亦较短。疾病发展过程中，患者可发生多种SREs。肾细胞癌通常会形成高度血管化的溶骨性转移，因此肾细胞癌患者的SREs发生率很高。以往预后较差的实体肿瘤患者，现在可能存活超过1年，增加了发生SREs的风险，降低了生存期间的活动和功能。

2 疼痛

疼痛和/或活动受限是骨转移患者最常见的主诉，50%~90%的患者都会发生。骨疼痛可以是伤害性的，也可以是神经性的。

伤害性疼痛是化学介质刺激骨内膜伤害感受器引起的，包括前列腺素、白三烯、P物质、缓激肽、白细胞介素-1和白细胞介素-6、内皮素和肿瘤坏死因子α（TNF-α）。伤害性疼痛也可以由肿瘤浸润或病理性骨折导致骨膜的牵张而引起。神经性疼痛可能由肿瘤直接浸润神经或化学刺激引起。

疼痛治疗包括使用止痛药（第四章），局部或广泛放射治疗（第五章），手术治疗（第六章），全身治疗（第七章），或上述治疗方案的组合。

3 恶性高钙血症

高钙血症是恶性肿瘤最常见的并发症。通常，10%~20%的乳腺癌患者会发生高钙血症。肺鳞癌、肾脏和骨髓瘤、淋巴瘤等某些血液系统恶性肿瘤患者也可以发生高钙血症。多数患者的高钙血症是转移性骨破坏的结果，其中80%表现为溶骨性病变。然而，在过去的20年里，随着双膦酸盐的广泛使用，高钙血症的发病率明显下降。高钙血症在前列腺癌骨转移（常为成骨性病变）患者中较为罕见。

高钙血症患者更有可能发生远处转移、肾功能衰竭，且预后普遍不良。虽然不是最常见的SRE，但高钙血症仍是治疗上的一个挑战。近年（如双膦酸盐广泛使用以后），高钙血症发病率缺乏明确记录。化疗的进展和双膦酸盐的广泛使用，可以降低骨转移相关破骨细胞活性，已经改变了高钙血症患者的自然病程。

骨转移中，多达三种机制介导高钙血症的形成。破骨细胞活性增加，使得过量的钙释放，从而形成这一严重并发症，尤其是晚期转移患者和多部位严重骨破坏的患者。此外，肿瘤可能会分泌甲状旁腺激素相关蛋白质（PTHrP），特别是鳞状细胞癌。这种蛋白既可以动员骨钙进入血液循环，也可以刺激肾脏异常地重吸收钙。血钙轻度升高时，患者通常无症状。但随着血钙水平的上升，患者逐渐出现脱水症状，并可能出现嗜睡、恶心、呕吐、厌食、眩晕等症状（表2-2）。正常血钙水平（校正血清白蛋白的浓度，以下称为"校正血清钙"）的范围是8.0~10.8 mg/dL（2.0~2.7 mmol/L）。补液和双膦酸盐治疗通常会恢复血钙的正常水平，且重复治疗可以预防反复发作。

4 脊髓压迫

脊髓压迫（Spinal cord compression，SCC）是一种神经系统的急症，可疑SCC患者需要进行紧急评估和及时治疗。若SCC患者超过24~48 h仍未给予治疗，则可能导致永久性截瘫或四肢瘫（图2-7）。

肿瘤患者的SCC发生率为2.5%~5%，多发于乳腺癌、前列腺癌、肺癌及肾癌患者。约20%的脊柱转移患者有SCC临床症状。其中，80%出现肌无力或瘫痪。感觉变化包括受累平面以下的麻木和感觉缺失。脊柱转移最常见

表2-2 高钙血症严重程度及相关症状

严重程度	校正血钙含量	相关症状
轻度*	~12 mg/dL （~3 mmol/L）	厌食，恶心，体重减轻，虚弱，便秘，精神状态改变
中度	>12.8 mg/dL （>3.2 mmol/L）	肾功能不全、钙沉积在不同的器官和组织造成毒性
严重**	>13.6 mg/dL （>3.4 mmol/L）	严重恶心/呕吐，脱水、肾功能不全，意识模糊或丧失
威胁生命**	>14.8 mg/dL （>3.7 mmol/L）	昏迷，心脏骤停

*，很难与基础疾病的症状，或其他肿瘤治疗方法的不良反应相区分；
**，医疗紧急情况，需要立即干预。

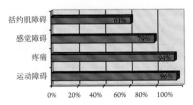

图2-7 脊髓压迫致症状发生率

于胸椎（53%~71%），其次为腰骶椎（16%~36%）和颈椎（4%~15%）。此外，17%~35%的患者会出现脊柱多发转移。晚期脊髓压迫症通常表现为尿潴留、尿失禁、尿无力。病变累及脊髓圆锥的患者，早期即可表现为膀胱、直肠、生殖器的自主神经功能障碍。

大部分患者有背部疼痛，通常局限于肿瘤受累区域。咳嗽、打喷嚏、用力使椎管内压力增高时，都会使疼痛加重。SCC也可表现为根性神经痛，可下行放射至肢体、环绕胸部或上腹部。疼痛因脊髓受累平面不同，可以表现为单侧或者双侧疼痛。颈椎、腰骶椎转移常导致单侧疼痛，胸椎转移常导致双侧疼痛。机械性背部疼痛通常由椎体塌陷造成，这与脊柱不稳定有关。此时，由于椎体的机械性不稳定，活动常常会加剧疼痛，平卧可缓解部分疼痛。局部疼痛通常早于根性神经痛出现，也早于其他神经系统的体征周或数月。

一项针对70例乳腺癌SCC患者的回顾性分析表明，运动障碍（96%）是SCC最常见的症状。多数患者（91%）至少出现一种症状且持续超过1周。该研究中，96%治疗前能行走的患者保留了行走能力。在那些不能行走的患者中，45%的人经放疗或者外科手术治疗后可重新获得行走能力，且放疗与外科手术的疗效相当。乳腺癌SCC患者的平均生存时间是4个月，治疗后有无行走能力是患者生存期最重要的预后因素。结果表明，早期诊断和干预可以提高疗效和生存期。SCC患者接受放疗的研究表明，神经功能的效果取决于治疗前的神经功能情况（表2-3）。

很多研究表明，早期发现对SCC的治疗来说非常重要。SCC早期的表现通常无特异性，部分临床医生应当早期发现。全脊柱磁共振成像（MRI）通常可确诊SCC。对于已确诊肿瘤的患者，一旦出现腰背痛就需要行全脊柱MRI以确诊SCC。由于MRI检测SCC的高敏感性（93%）、高特异性（97%）、高准确性（95%），加上MRI还可显示肿瘤在椎管内的情况、脊髓受压的程度，所以MRI是诊断SCC的首选检查方式。MRI也可以鉴别椎体压缩性骨折的良恶性。95%的SCC来源于硬膜外压迫，超过1/3患者的脊髓压迫累及多个非连续平面。如患者有MRI禁忌证或无法进行MRI检查，可以进行CT扫描（不论是否行脊髓造影）。

4.1 SCC 治疗

积极治疗有助于防止神经功能丧失。糖皮质激素常用于治疗有症状的SCC，但缺乏关于最佳剂量的共识。放疗和各种手术方法均有效，但是化疗不作为SCC的初始治疗，可以

表2-3　放射治疗后神经功能的效果取决于治疗前的神经功能情况

治疗前情况	放疗后能行走
可行走	94%
需要步行辅助	63%
下身轻瘫	38%
四肢截瘫	13%

作为化疗敏感肿瘤的辅助治疗。

4.1.1　激素

激素对于治疗SCC有效，应当早期应用，随后需立即请肿瘤放疗科医生与脊柱外科医生会诊。相对其他治疗方式（特别是传统放疗），激素是辅助性的。在一项随机、单盲的关于使用大剂量地塞米松的临床研究中，对照组为无激素治疗。59%的地塞米松组患者在6个月后可以行走，而对照组只有33%的患者在6个月后可以行走。尽管平均生存期相同，但是地塞米松组患者的状况更好。虽然有证据支持使用激素治疗SCC，但是应当注意激素的严重不良反应，尤其是应用大剂量激素的患者，这一点很重要。此外，很多研究表明，与小剂量激素相比，增大剂量并不能增加疗效（如疼痛、行走能力）。

4.1.2　放疗

以往对SCC患者的研究表明，放疗与手术的效果相似，但放疗患者的生活质量更好、发病率更低。因此，传统放疗是SCC的首选治疗方法，手术治疗可应用于部分患者。过去几十年中，外科技术水平快速提高（具体的将在第六章讨论），但传统放疗长久以来并且仍然将是SCC的主要治疗方式。在第五章我们会详细讨论SCC的放射治疗。

4.1.3　手术

SCC患者的椎体可能是完整的、稳定的，也可能是不稳定的。脊柱稳定的、可行走的患者通常选用非手术治疗，包括放疗和使用激素。此类患者绝大数可以通过非手术的方式得以治疗，并保持行走能力。但是，一项随机研究表明，对于部分身体状况较好、脊髓受压较轻的患者来说，与单纯放疗相比，手术减压联合术后放疗在保留患者行走能力、降低激素和阿片类药物使用方面更具有优势。

对于脊柱稳定、无法行走的患者来说，最佳的治疗方式尚不清楚。放疗和使用激素治疗后能行走的概率不确定。脊柱稳定的截瘫患者治疗后能行走的概率最低。

对于SCC相关的脊柱不稳定或塌陷，最理想的治疗方式就是切除受累的椎体和恢复脊柱的稳定性。保持脊柱的稳定也能提高患者的活动能力。

下列情况时，外科医生需要考虑手术治疗：

（1）放疗期间神经功能进行性恶化；

（2）骨转移灶侵犯硬膜腔导致硬膜受压；

（3）无法控制或进展性的神经根性损害；

（4）原发肿瘤的直接侵犯；

（5）在原放疗部位出现脊髓压迫。

外科手术具有一定的致病风险和死亡风险。因此，术前计划应当考虑患者的一般状况和预期寿命。在第六章中将详细阐述SCC的手术治疗。

5　病理性骨折

病理性骨折可能是骨转移最早出现的症状，最常见的是累及骨皮质的溶骨性骨转移。骨质破坏所导致的微骨折可引起疼痛，并可降低骨的承重能力。长骨的病理性骨折或硬膜外肿瘤对脊髓的压迫，可造成严重的功能障碍。乳腺癌、肺癌、肾癌及甲状腺癌的患者最容易因骨转移发生病理性骨折。即便在以成骨性转移为主的去势抵抗前列腺癌患者中，每年骨折的发生率也超过20%。大约60%的晚期乳腺癌骨转移患者会发生病理性骨折。在初诊时即发生骨转移的乳腺癌患者中，发生骨折的平均时间小于15个月。因此，很多乳腺癌患者在出现病理性骨折后仍能生存数年，这些骨折在未治疗的情况下不能自愈。

由于长骨骨折会严重影响患者的生活质量，人们已经在尝试预测骨折的发生部位，通过手术对濒临骨折进行预防性干预。实体瘤骨转移患者发生病理性骨折会降低总生存期。一项对恶性骨肿瘤患者Ⅲ期临床研究的回顾性分析表明，与未发生骨折的乳腺癌患者相比，发生病理性骨折的乳癌骨转移患者的死亡率上升32%。

对病理性骨折患者应尽可能地进行矫正固定。外科手术能迅速控制疼痛，使患者恢复活动能力。据报道，选择性地进行骨科固定可以帮助高达90%的患者减轻疼痛并维持活动。早期发现对于骨折高风险患者来说显得特别重要。即使是对正常人而言，承重长骨的骨折也是一件灾难性的事情。建议进行预防性骨科固定，避免病理性骨折所带来的创伤，这样做对患者而言创伤更小，对医生而言操作更简单。预防性手术的并发症较少，对患者功能影响较小。术后通常需要进行放疗，目的在于阻止肿瘤进一步生长，避免进一步发生骨破坏。

如果已经发生了病理性骨折，那么首先要做的是减轻患者疼痛，其次是稳定患肢、恢复功能。除非有手术禁忌证或患者预计生存期非常短，否则还是优先选择手术治疗，或者可以考虑单独行放射治疗。

未经处理的骨折很难愈合。尽管放疗能局部控制肿瘤生长，却不能促进骨性愈合。股骨颈骨折如果没有进行内固定，就会很难愈合，所以，此时需要进行髋关节置换术。如果骨转移累及髋臼，需要进行全髋关节置换术，甚至骨盆重建手术。预防和治疗病理性骨折的手术方法将在第六章详述。

机械稳定性以及骨折风险

脊柱的稳定性是指为了避免疼痛与畸形，脊柱结构所能承受的生理性负重的能力。脊柱不稳定不一定会造成椎体塌陷和瘫痪。然而，脊柱的病理性爆裂骨折可能会引起椎体塌陷和瘫痪。常见的是，发生骨转移的脊柱结构被逐渐破坏，引起机械性疼痛和/或静息性疼痛。四肢骨的不稳定会使得患者在肢体活动或承重时出现症状。当负重大于骨小梁的承重范围时，就会发生病理性骨折。

溶骨性骨转移的生物力学效应有两类：应力梯度缺陷和开放断面缺陷。应力梯度是指孔径小于骨的横断面直径，会降低60%的扭转刚力。开放断面缺陷是指溶骨性病变可以降低几乎90%的骨强度。这些患者什么时候需要接受骨科治疗，是临床医生和放射肿瘤医生需要面临的日常实际问题。受累骨缺乏稳定性时，放疗无法有效缓解疼痛，此时应考虑进行手术固定。此外，如果因为转移灶的大小（如>50%骨皮质或>5 cm）或部位（如承重区域）使骨折风险增加，就需要骨科医生及时进行干预。与上肢骨折相比，股骨骨折的发病率更高。

针对溶骨性是转移手术治疗的影像学标准，大部分是建立在股骨的基础上。即使是发生了成骨性骨转移，和正常骨重建相比，骨吸收也是增加的，所以也存在病理性骨折的风险。

推荐文献

[1] Berenson，J.R.，et al.（1998）. Long-term pamidronate treatment of advanced multiple myeloma patients reduces skeletal events. Myeloma Aredia Study Group. Journal of Clinical Oncology，16，593-602.

[2] Clemons，M.，et al.（2006）. Too much，too little，too late to start

again? Assessing the efficacy of bisphosphonates in patients with bone metastases from breast cancer. Oncologist, 11, 227-233.

[3] Coleman, R.E. (1997). Skeletal complications of malignancy. Cancer, 80, 1588-1594.

[4] Lipton, A., et al. (2000). Pamidronate prevents skeletal complications and is effective palliative treatment in women with breast carcinoma and osteolytic bone metastases: long term follow-up of two randomized, placebo-controlled trials. Cancer, 88, 1082-1090.

[5] Loblaw, D.A., Perry, J., Chambers, A., et al. (2005). Systematic review of the diagnosis and management of malignant extradural spinal cord compression: the Cancer Care Ontario Practice Guidelines Initiative's Neuro-Oncology Disease Site Group. Journal of Clinical Oncology, 23 (9), 2028-2037.

[6] Major, P. (2002). The use of zoledronic acid, a novel, highly potent bisphosphonate for the treatment of hypercalcemia of malignancy. Oncologist, 7, 481-491.

[7] Patchell, R.A., Tibbs, P.A., Regine, W.F., et al. (2005) Direct decompressive surgical resection in the treatment of spinal cord compression caused by metastatic cancer: a randomized trial. Lancet, 366 (9486), 643-648.

[8] Rosen, L.S., et al. (2004). Long-term efficacy and safety of zoledronic acid in the treatment of skeletal metastases in patients with non small cell lung carcinoma and other solid tumors: a randomized, Phase III, double-blind, placebo-controlled trial. Cancer, 100, 2613-2621.

[9] Saad, F., et al. (2004). Long-term efficacy of zoledronic acid for the prevention of skeletal complications in patients with metastatic hormone-refractory prostate cancer. Journal of the National Cancer Institute, 96, 879-882.

第三章　骨转移相关检查

1　平片

　　对于因为疼痛而怀疑自己有骨转移的患者，不论是否有已知原发灶，X线检查都是影像学检查的首选（图3-1）。X线片可用来发现患者是否有骨病变，以及骨病变是孤立的还是多发的。平片还可以用来评估长骨病理性骨折的风险，超过50%的骨皮质破坏时骨折风险高。

　　平片有特异性但相当不敏感。骨矿物质丢失达30%~50%时，破坏性溶骨改变才能够在平片上显示出来。相反，骨皮质病变即使很小也容易被发现。因此，面对平片显示的不确定的结果，比如解剖上复杂部位的病变，则需要结合其他影像学方法进一步检查。

　　成骨性转移形成多余的新生骨，使骨小梁增厚、粗糙、平片上显示结节状、圆形的病变。成骨性病变是低侵袭性肿瘤缓慢生长的结果。在这些病例中，可出现光滑的或不规则的边缘，有时是厚度不一的硬化边。

　　溶骨性病变可以边界清晰，也可以边界模糊，如虫蚀样改变或骨的弥漫性破坏（图3-2）。虫蚀样破坏是一种更有侵袭性的骨质丢失表现。相对于边界清晰的病变，这种表

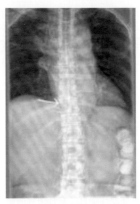

图3-1　脊柱平片显示典型的椎弓根缺失，即"眨眼的猫头鹰征"

脊柱胸腰段的前后位平片，显示右侧胸10椎弓根缺失，像眨眼的猫头鹰

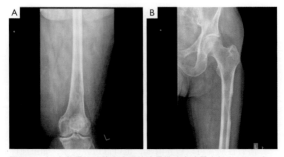

图3-2　（A）股骨远端前方皮质的溶骨性病变（最大径为4.8 cm）；（B）大转子下10 cm处的溶骨性病变（最大径为4.5 cm）

现的骨破坏边界不清，从正常骨到破坏骨的移形区更大。弥漫性的骨破坏代表了骨破坏中更有侵袭性的表现，其特点是与周围正常骨界限不清。

2 骨显像

锝（^{99m}Tc）核素骨扫描是一种合适的影像学检查方法（图3-3）。它通常被作为监测骨转移、特别是无症状患者的首选检查方法。骨扫描的敏感性高（95%），经济性好，可以显示全身骨骼的放射性摄取增加区域。

骨扫描反映了成骨细胞的代谢活性，可确定成骨活跃区域，但不能反映疾病的进程。所以，骨扫描对骨转移来说是相对非特异性的。放射性核素摄取仅发生在新骨形成时，在纯溶骨性疾病中，可能会出现假阴性。仅有几个阳性病灶时，假阳性率可高达40%~50%，假阴性率大约为8%。对阳性结果的鉴别诊断包括：退行性改变、创伤、机械应力、炎症过程、佩吉特病或原发恶性骨肿瘤等。结合X线片、CT或

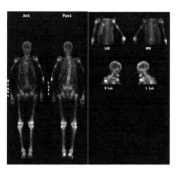

图3-3 全身骨显像

MRI等影像学检查结果，常可以进一步明确诊断。

骨扫描对骨转移无特异性，异常的类型常提示不同的诊断。转移病灶常为多发性、不规则分布，多累及中轴骨骼。由于骨扫描的非特异性，有肿瘤病史的患者出现孤立性摄取增高病灶时，诊断骨转移较为困难。但是，约21%的乳腺癌患者会出现孤立性骨转移灶，脊柱是常见的转移部位。无论是孤立性转移灶或是多发性转移灶，脊柱均为常见部位。据文献报道，肋骨很少发生孤立性转移，骨扫描结果显示90%的肋骨病变均为良性病变。

弥漫性骨转移病变在骨扫描中可表现为强烈的、均匀的放射性核素摄取增多，即超级骨显像，常被误诊为阴性。高度侵袭性转移灶（如骨髓瘤）在骨扫描中可表现为"冷区"或放射缺损区。骨扫描中的异常表现应结合其他影像学检查结果来综合判断，以排除良性疾病。

3 计算机断层扫描（CT）

CT检查是确定骨病变大小和评估骨皮质受累范围的最好的检查方法，常用来检查骨扫描结果为阳性而平片结果为阴性的病灶。CT可以很好地显示软组织，有较高的对比分辨率，可显示溶骨性病变和成骨性病变（图3-4）。对于脊柱或骨盆等复杂解剖部位，CT可以很好地显示骨破坏程度、伴发软组织肿块。但是，CT发现早期病变的作用有限。

溶骨性病变的CT诊断，常基于发现骨小梁结构和骨皮质的破坏，以及破坏区域被软组织密度肿块所替代。成骨性病变的诊断难度较大。恶性病变表现为骨密度增加的模糊区域伴有骨小梁结构缺失。成骨性转移可显示高密度硬化，偶有清楚的边界，所以成骨性病变的良恶性难以分辨。CT中多发成骨性病变常提示转移性病变。

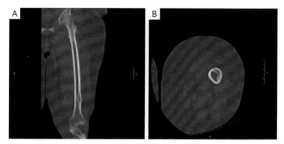

图3-4　（A）左股骨冠状位像；（B）左股骨轴位像

股骨远端前方转移灶，骨皮质破坏范围为4.8 cm×1.8 cm×1.5 cm。溶骨性改变伴轻度成骨。侵蚀未达全层，仅涉及50%的皮质厚度。

　　怀疑脊髓受累时，对脊柱进行CT检查非常有价值，可以通过测量椎弓根和/或椎体后壁来评估椎体的稳定性。这些因素对于明确病理性骨折的风险、评估采用椎体成形术作为治疗方式的安全性以及确定手术计划等非常重要。CT引导下进行活检可以采用最安全和最短的入路，显著提高精确度，尤其是对于较小或位置较深的病灶。组织样本也容易通过CT引导下活检来获得。

4　核磁共振成像（MRI）

　　MRI检查对于评价骨髓病变很有价值，对发现脊柱和骨盆转移也很敏感（图3-5）。脊柱骨转移病变如果压迫脊髓和神经根可导致神经症状，为了更好地评估硬膜外病变和椎体累及范围（单发或多发），MRI是首选检查（图3-6）。MRI的优势在于无创伤性和无电离辐射。

　　MRI在骨转移疾病的其他应用包括：鉴别良性或恶性的椎体塌陷；明确X线片和骨扫描不确定的结果；早期发现骨

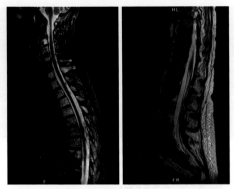

图3-5　无静脉造影剂的全脊髓MRI多平面平扫成像
这是一例颈胸腰段多发椎体转移的患者。颈1至胸9椎体、腰2、腰3、腰4椎体多发肿瘤转移累及骨髓。在胸6、胸7、胸8水平，肿瘤延伸包绕硬膜，致胸6水平轻中度椎管狭窄和轻度脊髓受压。胸7和胸8水平脊髓内见异常信号。胸3~4、胸6~7、胸7~8左侧神经孔和胸6~7右侧神经孔见异常的软组织影。

转移（这是由于与脂肪相比，高含水量的骨转移表现为明显的信号增强）；监测治疗反应和疾病进展。

　　MRI对于评估骨髓转移具有高度敏感性和特异性，并提供优于CT的良好的软组织分辨力。但MRI的局限性也不容忽视，特别是对于体质差的患者来说。少数患者因幽闭恐惧症不能进行MRI扫描；有心脏起搏器、颅内动脉瘤夹和眼内或眶周有磁性碎片的患者都是MRI检查的禁忌证。

磁共振成像技术

　　脊柱检查首选矢状位，轴位有助于观察脊髓压迫。骨盆

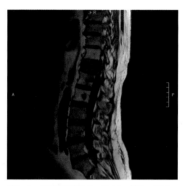

图3-6　病变累及胸3、胸12、腰1、腰2、腰4和腰5椎体骨髓

病变在胸12水平硬膜外间隙前部累及硬膜，硬膜囊和圆锥中度受压。硬膜外肿瘤延伸达胸12和腰1右侧神经孔。胸12椎体呈压缩性改变。

和股骨上段首选冠状位。骨转移瘤患者的磁共振图像，应该包括T1加权的自旋回波序列和T2加权自旋回波序列或短TI的反转恢复序列（STIR）或快速反转恢复序列。有脂肪抑制的T1增强图像也是需要的。线圈和层厚的选择取决于可疑病变的解剖部位。

5　正电子发射断层成像（PET）

正电子发射断层成像（Positron emission tomography，PET）是利用放射性[18]F-脱氧葡萄糖（[18]F-fluorodeoxyglucose，FDG）作为示踪剂显影代谢活跃细胞的成像技术。FDG是放射性标记的葡萄糖类似物，它能够通过多个位于细胞膜上的葡萄糖转运蛋白作用进入细胞而不被代谢。随后，FDG被作为普通葡萄糖摄入并聚集于细胞内。聚集于细胞内的FDG此后成为葡萄糖代谢的替代品。由于许多种恶性肿瘤处于高代谢状态，FDG也因此成为肿瘤成像中最常用的PET显影剂。

　　PET作为非特异性显影方法，能够用于定位未知的原发肿瘤或者评估转移性疾病的多个转移部位。多项研究表明，与常规以^{99m}Tc为示踪剂的骨扫描相比，FDG-PET对于某些肿瘤（如：乳腺癌、肺癌、肾癌）骨转移的显影具有更高的特异性和敏感性。由于成骨性转移病灶的代谢活性较低，FDG-PET对其检测的敏感性要低于溶骨性转移病灶。这一特点限制了PET在原发性前列腺癌及其他肿瘤成骨性转移灶评估中的应用。目前，PET仅作为多数肿瘤的检查手段，也对患者诊断时的分期和随访起到了重要作用。选择以上各项影像学检查项目的决策指南见表3-1。

表3-1　基于美国放射学会（ACR）标准的影像决策指南

方法	等级	注释
方案一：恶性肿瘤患者，背部疼痛，X线片上发现椎体塌陷；其他均健康		
脊柱MRI（平扫）	9	区分骨质疏松或骨转移造成的椎体压缩
全身核素骨显像	8	检测其他部位的病变
全身FGD-PET	5	如果全身骨扫描结果为阴性，可行PET全身扫描，其结果有可能会影响全身治疗方案
脊柱MRI（平扫+增强）	1	
脊柱CT（平扫）	1	
经皮脊柱活检	1	
全身骨骼X线平片	1	

续表3-1

方法	等级	注释
方案二：查体发现的前列腺结节被证实为高分化或中分化癌，前列腺特异性抗原<20 mg/mL；患者无症状		
相关部位MRI（平扫）	1	
相关部位CT（平扫）	1	
全身骨骼X线平片	1	
^{99m}Tc全身核素骨显像	1	
全身FGD-PET	1	
方案三：查体发现的前列腺结节被证实为低分化癌、前列腺特异性抗原≥20 mg/mL；患者无症状		
^{99m}Tc全身核素骨显像	9	
相关部位CT（平扫）	1	
全身骨骼X线平片	1	
相关部位MRI（平扫）	1	
全身FGD-PET	1	
方案四：乳腺癌骨转移患者；X线平片上表现为左股骨病理性骨折		
^{99m}Tc全身核素骨显像	9	
全身FGD-PET	5	如果全身骨扫描结果为阴性，可行PET全身扫描，其结果有可能会影响全身治疗方案
股骨单光子发射断层显像（SPECT）	1	
全身骨骼X线平片	1	
股骨CT（平扫）	1	
股骨MRI（平扫）	1	
股骨X线平片	1	
经皮股骨穿刺	1	

续表3-1

方法	等级	注释
方案五：乳腺癌Ⅰ期；初诊无症状		
全身骨骼X线平片	1	
相关部位的经皮活检	1	
相关部位的MRI（平扫或平扫+增强）	1	
99mTc全身核素骨显像	1	
脊髓造影和脊髓造影后脊柱CT	1	
全身FGD-PET	1	
方案六：乳腺癌Ⅱ期；初诊，背部和髋部疼痛		
99mTc全身核素骨显像	9	首选检查评估是否存在可疑骨转移灶
脊柱和髋部X线平片	9	对骨扫描提示的可疑病变需进一步证实其性质
全身FGD-PET	5	如果全身骨扫描结果为阴性，可行PET全身扫描，其结果有可能会影响全身治疗方案
脊柱和髋部SPECT	1	
脊髓造影和脊髓造影后脊柱CT	1	
脊柱和髋部CT（平扫）	1	
全身骨骼X线平片	1	
脊柱和髋部MRI（平扫）	1	

续表3-1

方法	等级	注释
方案七：乳腺癌；随访骨扫描发现脊柱单发可疑病灶		
脊柱可疑部位X线平片	9	
脊柱MRI（平扫）	9	如果脊柱X线平片结果为阴性，则行MRI
全身FGD-PET	5	如应用PET进行全身扫描，其结果可能会影响全身治疗方案
脊柱MRI（平扫+增强）	1	
脊髓造影和脊髓造影后脊柱CT	1	
经皮脊柱活检	1	
全身骨骼X线平片	1	
脊柱可疑部位CT（平扫）	1	
方案八：乳腺癌；骨扫描显示脊柱3处可疑部位，无背部疼痛		
脊柱可疑病灶X线平片	9	
脊柱MRI（平扫）	9	如果脊柱X线平片结果为阴性，则考虑行MRI
全身FGD-PET	5	如应用PET进行全身扫描，其结果可能会影响全身治疗方案
脊柱SPECT	5	进一步明确可疑病灶
脊柱MRI（平扫+增强）	1	
经皮脊柱活检	1	
脊髓造影和脊髓造影后脊柱CT	1	
脊柱可疑部位CT（平扫）	1	
全身骨骼X线平片	1	

续表3-1

方法	等级	注释
方案九：乳腺癌治疗史；目前骨扫描发现胸骨单发可疑病灶		
胸骨CT（平扫）	9	
胸骨MRI（平扫）	8	如果患者能够耐受俯卧位成像，利用反相位序列有助于评估骨髓情况
胸骨X线平片	5	此部位X线平片难以成像
全身FGD-PET	5	如应用PET进行全扫描，其结果可能会影响全身治疗方案
胸骨SPECT	5	
全身骨骼X线平片	1	

等级量表：1=最弱推荐；9=最强推荐。

6　骨转换标志物

生物标志物是反映骨代谢的间接指标，是诊断性评估的有价值的工具，有时也可以用于评价治疗效果。虽然生物标志物有助于疗效的预测和评估，但是目前尚无有力的数据证实它们在检测骨转移方面有作用。最常见的用于临床研究的骨转换标志物有：Ⅰ型胶原氨基末端肽（NTx）、Ⅰ型胶原羧基末端肽（CTx）、血清骨特异性碱性磷酸酶（BAP）（图3-7）。

在成骨性或溶骨性骨病变患者的血清和尿液中，能检测到高水平的NTx。NTx和CTx的水平可能是前列腺癌、乳腺癌、肺癌骨转移和多发性骨髓瘤溶骨性破坏发展过程的敏感指标。与NTx相比，佩吉特病患者的CTx水平升高并不明显，而在甲状腺功能亢进的患者中CTx水平有比较明显的升

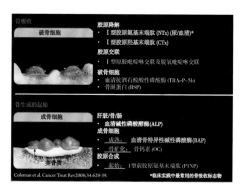

图3-7 骨生成和吸收的生物标记物

高。这表明NTx可能有更好的骨特异性。血清骨特异性碱性磷酸酶（BAP）的升高，常发生在佩吉特病、骨恶性疾病、骨肿瘤、软骨病、乳糜泻、肾性佝偻病和肝脏疾病等。

一项包含3个双盲随机对照试验的探索性队列分析，纳入了使用双膦酸盐的骨转移患者（$n=1\,824$），NTx/Cr（肌酐）<50 nmol/mmol定义为低水平，NTx/Cr 50~99 nmol/mmol定义为中等水平，NTx/Cr≥100 nmol/mmol为高水平。

与低水平的NTx相比，高水平以及中等水平的NTx与骨相关事件及死亡的相关性更高。例如，与低水平的NTx相比，中等水平的NTx死亡风险增高3.03倍，高水平的NTx死亡风险则增高4.84倍。

一项探索性队列分析研究了双盲随机对照试验中的安慰剂组患者，包括203个未使用过双膦酸盐的前列腺癌骨转移患者。

有两个界值可用于评估高水平NTx和低水平NTx，分别为NTx/Cr≥50 nmol/mmol和<50 nmol/mmol以及NTx/Cr

≥100 nmol/mmol和<100 nmol/mmol（图3-8）。高水平BAP
（≥146 IU/L）与低水平BAP（<146 IU/L）相比较，相比于低
水平的NTx/Cr（<50 nmol/mmol；<100 nmol/mmol），高水
平的NTx/Cr（≥50 nmol/mmol；≥100 nmol/mmol）与骨相关
事件及死亡是显著相关的。

例如，NTx/Cr≥50 nmol/mmol与NTx/Cr<50 nmol/mmol
相比，死亡风险增高2.65倍；NTx/Cr≥100 nmol/mmol与
NTx/Cr<100 nmol/mmol相比，死亡风险增高4.59倍。同样，
BAP≥146 IU/L与BAP<146 IU/L相比，死亡风险增高3.19倍。
骨转换标志物在骨相关事件、病情进展以及死亡方面的预测
价值在很多肿瘤患者中已经得到了证实。

骨转换标志物水平与患者预后的相关性，在唑来膦酸的
大型随机对照试验中也有所体现。在乳腺癌、前列腺癌和肺
癌骨转移患者中，骨转换标志物的升高与患者预后差是相关
的。高水平及中等水平NTx患者发生骨相关事件及疾病进展
的风险，大约是低水平NTx患者的两倍（图3-9）。

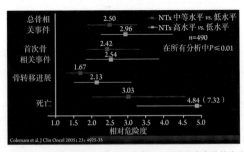

图3-8　生物标志物NTx水平的升高可以预测临床事件的发生
图上的线条代表95%的可信区间。

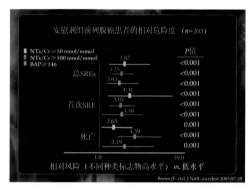

图3-9　骨标志物水平与骨相关事件的关系

图上的线条代表95%的可信区间；SRE，骨相关事件。

推荐文献

[1]　Coleman，R.E.，et al. (2005). Predictive value on bone resorption andformation markers in cancer patients with bone metastases receiving the bisphosphonate zoledronic acid. Journal of Clinical Oncology，23，4925-4935.

[2]　Coleman，R.E.，et al. (2008). Bone markers and their prognostic value in metastatic bone disease: clinical evidence and future directions.Cancer Treatment Reviews，34，629-639.

[3]　Cook，G.，& Fogelman，I. (2000). The role of positron emission tomography in the management of bone metastases. Cancer，88:2927-2933.

[4]　Ghanem，N.，Altehoefer，C.，Hogerle，S.，et al. (2002). Comparative diagnostic value and therapeutic relevance of magnetic resonance imaging and bone marrow scintigraphy in patients with metastatic solid tumours of the axial skeleton. European Journal of Radiology，43，256-261.

[5]　Lipton，A.，Cook，R.，Saad，F.，et al. (2008). Normalization of bone markers is associated with improved survival in patients with bone metastases from solid tumours and elevated bone resorption

receivingzoledronic acid. Cancer, 113, 193-201.

[6] Lipton, A., et al. (2007). Zoledronic acid and survival in breast cancer
     patients with bone metastases and elevated markers of osteoclast activity.
     Oncologist, 12, 1035-1043.

[7] Ohta, M., Tokuda, Y., Suzuki, Y., et al. (2001). Whole body PET
     for the evaluation of bony metastases in patients with breast cancer:
     comparison with 99Tcm-MDp bone scintigraphy. Nuclear Medicine
     Communications, 22, 875-879.

[8] Raffi, M., Firooznia, H., Kramer, E., et al. (1988). The role of
     computed tomography in evaluation of skeletal metastases. Clinical
     Imaging, 12, 19-24.

[9] Roberts, C.C., Daffner, R.H., Weissman, B.N., et al. (2010). ACR
     appropriateness criteria on metastatic bone disease. Journal of the
     American College of Radiology, 7, 400-409.

第四章　疼痛的治疗

1　疼痛类型

　　阿片类止痛药治疗转移性骨痛效果良好，是控制孤立性和弥漫性骨痛的主要治疗方法。随着疾病的进展，骨转移性疼痛不断加重，包括持续性疼痛和活动诱发疼痛（也称为偶发性疼痛）（表4-1）。持续性疼痛通常是骨转移的首发症状，开始为钝痛而后强度逐渐增加。疼痛常局限于特定区域，可以因不同的动作、姿势或压力而加重。单侧神经根疼痛可伴有椎弓根的疼痛。椎体塌陷可引发神经系统症状，如不治疗可导致截瘫。骨转移周围的肌肉经常发生痉挛。

　　间歇性疼痛通常发生在活动或者负重之后，有时也会自发出现。其偶发性发作的特点使得治疗效果往往不满意。治疗的困难不在于偶发性疼痛对阿片类药物反应不佳，而是因为其发作时间相当短暂，控制疼痛所需药物剂量在患者不疼痛时可产生严重的不良反应。此外，当阿片类药物起作用时，偶发性疼痛的发作已结束，从而导致疼痛的治疗不充分。

　　骨转移可导致神经阈值降低和脊髓超敏反应。由活动引起的偶发性疼痛类似于机械性痛觉过敏，也就是非伤害性刺

表4-1 疼痛不同表现

	特点
持续性骨痛	• 最常见的骨痛形式
	• 定位明确的一个或多个特定骨区域
	• 几周或几个月缓慢起病；疼痛强度越来越重
	• 可能为"钝痛"和/或一种深在的困痛或灼痛
	• 可能伴刺痛样不适
	• 疼痛随特定区域压力增加而加重
偶发性疼痛	• 休息时轻微或无痛
	• 活动时疼痛加重（例如：移动，站立，行走）
	• 活动性疼痛具有可重复性和不可预测性，对阿片类药物反应不好
混合性骨痛和神经性疼痛	• 中枢和周围神经系统区域
	• 烧灼感或麻木感
	• 神经根性疼痛
	• 感觉或运动障碍
	• 椎体塌陷所致的脊髓压迫在咳嗽、打喷嚏、伸躯时加重，直腿抬高时更严重
混合性骨痛和内脏痛	• 骨和腹腔脏器或胸腔脏器出现转移性病变（最常见于腹腔脏器肿瘤或肝转移）

激诱发疼痛。这意味着，与控制持续性疼痛相比，超敏状态需要更高剂量的阿片类药物。

影响骨转移疼痛治疗的其他因素

临床上减轻疼痛的第一步是充分评估疼痛。医生常常会低估患者的疼痛水平，反之患者则常常不愿诉说疼痛，除非疼痛加重。校正的疼痛测量工具具有一致性和标准性，可以规范止痛药的摄入量，提高临床试验的可比性，提高骨转移疼痛治疗决策的循证性。

此外，疼痛是一种主观的身体感觉。焦虑、抑郁、全身不适、失眠、恐惧、愤怒、悲伤、社会遗弃和疲劳等因素，都会改变疼痛的阈值。因此，为减轻其他症状，需要多模式镇痛的治疗方法，如促进睡眠、放松、陪伴以及提高情绪等，这些都有助于减轻患者的疼痛。很多"发达国家"的晚期癌症患者没有接受充分的镇痛治疗。特别是老年患者和养老机构里的患者，往往得不到充分的镇痛治疗，原因是医生担心药物会加速患者死亡，而不愿意为那些晚期患者使用阿片类药物。

以往认为，神经性疼痛不如伤害性疼痛那样对阿片类药物反应良好。随机对照试验表明，同伤害性疼痛一样，阿片类药物可以有效地治疗神经性疼痛。

2 药物治疗

世界卫生组织（World Health Organization，WHO）制定了阶梯镇痛原则作为口服药物镇痛的治疗指南（图4-1）。这一原则提出，渐进式地使用镇痛药是治疗疼痛的基本原则，坚持这个原则可以有效控制80%~90%癌痛患者的疼痛。大多数骨转移患者呈持续性疼痛，建议全天规律地使用阿片类止痛药物。如果患者出现了偶发性疼痛，可以根据需要临时或应急使用药物。滴定药物可以达到更好的镇痛效果。

3 非阿片类止痛药

非阿片类止痛药，如对乙酰氨基酚、非甾体抗炎药（NSAIDs）和Cox-2抑制药，常用于轻度躯体或内脏疼痛，对神经病理性疼痛通常效果不佳（表4-2）。

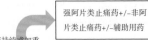

疼痛持续或加重

| 强阿片类止痛药+/-非阿片类止痛药+/-辅助用药 |

疼痛持续或加重

| 弱阿片类止痛药+/-非阿片类止痛药+/-辅助用药 |

| 非阿片类止痛药+/-辅助用药 |

图4-1 世界卫生组织阶梯镇痛原则

表 4-2 常用止痛药物——非阿片类止痛药

药物	半衰期（h）	平均剂量（mg）	每日最大剂量（mg）	备注
对乙酰氨基酚	4（PO/PR）	500 Q4~6 hrs	4000	肝脏疾病患者慎用
阿司匹林	3~6（PO/PR）	325 Q4~6 hrs	2000	儿童、肾脏疾病和出血性疾病患者慎用
布洛芬	2~3	400 Q4~6 hrs	2000	肾脏疾病和出血性疾病患者慎用
酮咯酸	4~6	10（PO）Q4~6 hrs 30（IM/IV）Q6 hrs	60（PO）120（IM/IV）	肾脏疾病患者慎用
塞来昔布	11	200（PO）BID	200	胃肠道反应更少 肾脏和心脏疾病患者慎用
罗非昔布	17	50 BID	50	与塞来昔布类似

PO，口服；PR，非肠道给药；GI，消化道；IM，肌肉注射；IV，经静脉给药；Q4~6，每 4~6 h 一次；BID，每 12 h 一次。

3.1　NSAIDs

根据WHO阶梯镇痛原则，NSAIDs是治疗轻中度癌痛的一线治疗药物。NSAIDs作用于外周，阻断环氧化酶，从而抑制前列腺素（强效炎症介质，可刺激伤害感受器）形成。不良反应包括消化道出血、抗血小板作用和肾功能不全。由于可能增加消化道出血风险，不建议与抗凝药物和激素联合使用。发生毒性作用的危险因素包括，长期用药、老年用药以及合并其他疾病。NSAIDs对于躯体和内脏疼痛均有效，可与阿片类药物联合应用，镇痛效果不受疼痛机制的影响。药物经济学研究发现，NSAIDs在已经使用过阿片类药物的患者中效果更好，两者协同作用可增加阿片类药物的止痛效果，同时可降低总的医疗费用。NSAIDs的优点还包括几乎很少产生呕吐、便秘、镇静和精神作用。这种方式可以避免NSAIDs的长期使用，降低阿片类药物的用量。

3.2　对乙酰氨基酚

对乙酰氨基酚有镇痛和解热的特性，但没有抗炎作用。尽管对乙酰氨基酚的止痛效果不如NSAIDs，但联合阿片类药物可以降低阿片类药物用量20%~30%。对乙酰氨基酚没有绝对的禁忌证。但是，老年患者以及肝肾功能不全者，使用对乙酰氨基酚应格外谨慎，应当减少剂量。

3.3　辅助用药（联合镇痛）

加巴喷丁和普瑞巴林作为阿片类药物的辅助用药，越来越多地用于神经病理性癌痛的治疗。抗抑郁药可以改善抑郁、提高睡眠、降低患者对疼痛的感知。三环类抗抑郁药对多种疼痛有镇痛效果，并被推荐用于神经病理性疼痛的治疗。有证据表明，阿米替林止痛效果更好，用药5天内均可以观察到止痛效果。虽然阿米替林常用于神经病理性癌痛的治疗，但其有效性还有待证实，不良反应也令人担忧。三环类药物常见的不良反应包括口干、视调节障碍、尿潴留、便秘、镇静和低血压。对使用阿米替林容易出现镇静、抗胆碱能或低血压症状的患者，应考虑不良反应更小的其他药物。虽然阿米替林在疗效上有潜在的优势，但不良反应发生率较高，特别是对于晚期患者，这些不良反应可能尤为严重。

3.4 激素作为辅助用药

根据WHO阶梯镇痛原则，激素可以作为辅助镇痛药使用，对多种实体肿瘤所致的骨转移疼痛有效。对于晚期患者来说，激素还有减轻恶心、增进食欲、提高患者幸福感的作用。对于激素使用类型和剂量，目前还没有共识。推荐使用地塞米松4~8 mg（口服或皮下注射），每日2~3次，强的松20~40 mg口服，每日2~3次，或甲强龙16~32 mg口服，每日2~3次。地塞米松使用较多，因为给药便捷（每天两次）且几乎没有停用盐皮质激素后可能出现的反应。

长期使用激素会出现不良事件，应逐渐减至最小剂量甚至停药。对于预后较好的患者，持续使用激素应充分权衡其可能带来的不良反应。类固醇肌病可能进一步降低患者的功能，这一特殊不良反应应予以密切观察。需要时，可通过停药达到完全恢复。对于能从激素上明显获益的患者，除了地塞米松以外，还可以选择非氟化的激素，例如甲强龙和强的松。

激素常见的不良反应包括：免疫抑制、缺血性坏死、水肿、低血糖和精神症状（如失眠、谵妄）。

4　阿片类止痛药

4.1　弱阿片类止痛药

弱阿片类止痛药，如可待因、曲马多和右丙氧芬，用于非阿片类止痛药无法缓解的轻、中度疼痛（表4-3）。所有弱阿片类药物的疗效相似，最常用的是可待因。可待因的止痛效果源自在体内代谢活性产物——吗啡，10%的患者因可待因代谢差而镇痛效果不理想。

联合使用阿片类和非阿片类止痛药，可以避免使用大剂量辅助药物造成的不良反应，如对乙酰氨基酚。

4.2　强阿片类止痛药

强阿片类止痛药，如吗啡、氢吗啡酮、羟考酮、芬太尼或美沙酮等，使用低剂量可以治疗轻、中度疼痛（表4-4）。强阿片类药物是骨转移患者重度疼痛的主要治疗手段。

5　爆发性疼痛的治疗

阿片类药物治疗偶发性疼痛有一定的困难，患者在治疗慢性疼痛的基础上，往往需要能快速起效的止痛药。通常，

表4-3　常用止痛药物——弱阿片类止痛药（轻、中度疼痛）

药物	半衰期（h）	起始剂量（mg）	备注
可待因	3~5（PO/IV）	30~60	常与非阿片类药物联合使用
曲马多	6~8（PO）	50 Q4~6 hrs	

PO，口服；PR，非肠道给药；GI，消化道；IM，肌肉注射；IV，经静脉给药；Q4~6，每4~6 h一次；BID，每12 h一次。

表4-4　常用止痛药物——强阿片类止痛药（中、重度疼痛）

药物	半衰期（h）	等效剂量（mg）	备注
吗啡	3~5	10	有即释片和缓释片
氢吗啡酮	3~5	2	有即释片和缓释片
羟考酮	2~3	6.5	有即释片和缓释片
美沙酮	15~24	1~2	用药数天后药物集聚，适合肝功能不全患者 可能药物相互作用
芬太尼	–	0.1	有透皮贴 可黏膜下给药，用于治疗爆发痛

PO，口服；PR，非肠道给药；GI，消化道；IM，肌肉注射；IV，经静脉给药；Q4~6，每4~6h一次；BID，每12h一次。

建议患者在可能加剧或导致偶发性疼痛的活动前，使用针对爆发性疼痛的阿片类药物。然而，由于大部分患者偶发性疼痛持续时间短于止痛药的潜伏期，使用这种阿片类药物控制偶发性疼痛还存在困难。高脂溶性阿片类药物，如经黏膜吸收的芬太尼，可以有效控制偶发性疼痛。

已经在使用基础量阿片类药物的患者，使用"挽救"剂量的阿片类药物可以用于治疗爆发性疼痛。在这种情况下，通常使用半衰期短的阿片类药物，如速效吗啡、羟考酮及氢化吗啡酮等。对于爆发性疼痛，最有效的药物剂量还不确定。临床医生建议使用相当于总阿片剂量的15%，可根据需要每2~3h给药一次。

口服阿片类药物后开始起效慢（>30 min），不可能覆盖偶发性疼痛的开始和进展的全过程。这种情况下，口服阿片类药物应在可能加重疼痛的活动前使用。

经口腔黏膜吸收的药物是一种非侵入性的快速镇痛方式。这些药物快速穿过口腔黏膜并避免首过代谢，在几分钟内达到有效血浆浓度。经此途径给药的芬太尼，与经静脉给药的吗啡具有相似的起效时间（10~15 min之内）。重要的是，一些研究表明，经口腔黏膜吸收的芬太尼对于爆发性疼痛特别有效。然而，其有效剂量与患者稳定的基础阿片治疗方案并不相关。因此，每位患者的药物剂量需要个体化。阿片类药物各种给药途径的优缺点见表4-5。

6　阿片类药物不良反应的治疗

很多患者可能必须使用强阿片类药物，此时，应当采取措施预防强阿片类药物常见的不良反应，如镇静、便秘和恶心。医生和患者最关注的不良反应是长期嗜睡和认知障碍。偶发性疼痛发作间隙，剂量限制性阿片类毒性可造成重度镇静。因此，包括精神兴奋药物在内的药物，可以减轻镇静而让患者耐受更高剂量的阿片类止痛药物。

但是，越来越多的证据表明，长期稳定地使用阿片类药物并不导致显著的认知障碍。仔细滴定、稳定剂量、长期使用阿片类药物的患者发生持续嗜睡，应该研究是否合用其他镇静药物、可能的药物相互作用、可能的睡眠呼吸暂停或肾功能不全。针对阿片类药物的常见神经精神性不良反应，诸如谵妄、幻觉或肌震颤等，有必要制定相应的治疗策略。

当滴定剂量起效时，患者可能会出现不良反应，这些不良反应会在1~2周内消失。鼓励患者逐渐耐受不良反应，因为减少剂量和再次缓慢滴定会干扰阿片类药物的正常应用。对于阿片类药物引起的恶心极为敏感的患者，应该从非常低的口服剂量开始，逐渐耐受恶心。

表4-5 阿片类药物的给药途径

途径	优点	缺点
口服给药 • 吗啡 • 羟考酮 • 美沙酮 • 氢化吗啡酮	• 创伤小，花费少 • 给药途径最简单 • 生物利用度高	• 进入循环系统前在肝脏首过代谢，降低药物的血浆浓度 • 对于存在食管动力问题、胃肠道梗阻、恶心呕吐、无法吞咽或者神经系统受损的患者有困难
经皮下给药 • 吗啡 • 氢吗啡酮 • 芬太尼 • 阿芬太尼 • 舒芬太尼	• 适用于需要经胃肠外使用阿片类药物但又没有留置静脉通路的患者 • 不需要建立血管通路 • 易于更换部位 • 避免静脉留置导管的相关问题	• 限制因素是每小时注入液体量，常需要更高的药物浓度 • 有创性 • 长期皮下注射所引起的固有并发症
经静脉给药 • 吗啡 • 氢吗啡酮 • 芬太尼 • 阿芬太尼 • 舒芬太尼 • 美沙酮	• 适用于创伤小的给药途径，无法控制疼痛的患者或者已经有中心静脉通路的患者 • 更快的给药途径，即刻生效，最适用于快速阿片类药物滴定 • 一旦疼痛控制，阿片类药物易于转换为等效的口服剂量	• 难以管理，尤其是在家中时 • 有创性 • 长期静脉通路所致的固有并发症

续表4-5

途径	优点	缺点
经皮吸收给药 • 芬太尼 • 丁丙诺啡	• 适用于无法口服止痛药的患者 • 无创性 • 速率可控的释放，可维持稳态阿片血浆浓度48~72 h • 对肾功能不全患者，可代替吗啡（无代谢物积累效应） • 生物利用度高（~90%）	• 不适合于快速滴定镇痛 • 没有明确的剂量换算可以将芬太尼转换为其他阿片类药物
经黏膜或舌下给药 • 芬太尼	• 有益于因恶心、呕吐或吞咽困难而不能耐受口服的患者 • 有益于缺乏静脉通路或经皮下给药有禁忌的患者 • 避免肝脏首过消除 • 比口服吸收快、起效快	

治疗阿片类药物所致不良反应的一般方法：

（1）从其他合并症或其他合用药物中区别阿片类药物所致不良反应；

（2）若疼痛控制良好，应降低阿片类的剂量；若控制不良：

1）增加非阿片类复合镇痛（如NSAID用于骨骼肌肉

疼痛）；

2）增加特异的辅助止痛药物（如加巴喷丁用于PHN）；

3）针对性处理疼痛来源（如髋关节置换治疗病理性骨折）；

4）考虑区域性麻醉或神经外科消融技术（如放射性神经切断术）。

（3）不良反应的全身治疗（见表4-5）；

（4）若另一种阿片类药物可以更好地平衡镇痛效果与不良反应，则更换药物；

（5）考虑其他治疗方法，如脊髓电刺激或脊髓阿片泵。

7 使用等效镇痛表转换阿片类药物

当给予足够高的剂量时，任何一种阿片类药物都能控制大部分类型的疼痛，但这可能会带来难以忍受的、潜在危险的不良反应。阿片类药物通过不同亚型的阿片类受体作用于中枢神经系统，因此，当镇痛效果小于不良反应时，应该选择从一种阿片类药物更换为另一种。更换阿片类药物也可以消除先前镇痛治疗过程中累积的毒性代谢物。

治疗癌痛时，为有效缓解疼痛，一定程度的镇静和认知障碍是可以接受的代价。每个患者对于不同的阿片类药物反应不同，对某种阿片类药物无效的患者可能对其他阿片类药物的滴定给药有效。在阿片类药物滴定期间发生剂量限制性不良反应的患者，可能会从另一种阿片类药物中获益。一般来说，更换阿片类药物时，后一种药物往往比预期更为有效。

吗啡是世界上治疗癌痛最常用的药物。氢吗啡酮或羟考酮通常作为吗啡的替代药物，等效比分别为5和1.5（表4-6）。阿片剂量与氢吗啡酮、吗啡的最终等效比之间

表4-6 等效转换表

药物	等效剂量（mg）（相当于吗啡10 mg IM）	
	肠外	口服
硫酸吗啡	10	60
羟考酮	15	30
氢吗啡酮	1.5	7.5
磷酸可待因	120	200
哌替啶	75	300
右丙氧芬	50	100
芬太尼透皮贴	N/A	剂量12 μg/h，相当于每日口服吗啡总剂量20~30 mg
美沙酮	N/A	差异较大

没有相关性，这提示两种药物之间存在部分交叉耐药性。

对于吗啡治疗慢性疼痛的剂量，口服/肠外等效剂量比为3∶1，急性疼痛时为6∶1。等效镇痛剂量有一定程度的变化，因此，镇痛的等效转换表仅作为阿片类药物之间转换后初始使用的粗略参考（表4-7）。

从一种阿片类药物到另一种阿片类药物的最安全转换方

表4-7 使用吗啡和阿片类药物进行癌痛治疗的EAPC指南

1. 中到重度的癌痛首选的阿片类药物是吗啡

2. 吗啡的最佳给药途径是口服。理想情况下，须使用两种不同剂型：常释剂型（用于剂量滴定）和缓释剂型（用于维持治疗）

3. 最简单的剂量滴定方法是每4小时1次常释吗啡，爆发性疼痛时再追加1次相同剂量

- 可根据需要给予补救剂量（直至每小时1次），应每日记录吗啡的总剂量
- 将总补救剂量纳入计算从而调整常规剂量

续表4-7

4. 如果疼痛在下一剂常规剂量前持续出现，则应提高常规剂量
- 通常，常释吗啡不需要超过每4 h 1次，缓释剂型不超过每12或24 h 1次（根据制剂规定的作用时间）
- 常规口服吗啡已达稳定状态的患者需要补救剂量控制爆发性疼痛

5. 吗啡的常释剂型是疼痛管理所必需的，然而一些国家没有这种剂型。如果初次使用的是缓释吗啡，就需要改变治疗方案
- 调整至常规剂量的频次不能短于每48 h 1次，即延长剂量滴定时间

6. 每4小时给予1次常释吗啡的患者，睡前给予双倍剂量可以简单有效地避免疼痛对睡眠的影响

7. 有很多缓释剂型可供选择。没有证据表明12 h剂型（片剂、胶囊或液体制剂）在持续时间和相对镇痛效果上存在显著不同。24 h剂型同样如此（证据较少）。

8. 若患者无法口服吗啡，更好的替代途径是皮下给药
- 一般来说，没有适应证可以采用肌肉注射吗啡的方式治疗慢性癌痛，因为皮下注射更简便且痛苦少

9. 口服吗啡和皮下注射的平均相对效价比在1:2与1:3之间
- 例如，口服20~30 mg吗啡与10 mg皮下注射等效

10. 需要长期肠外使用吗啡的患者，首选皮下注射

11. 静脉滴注吗啡更适用于下列情况的患者：
- 已经存在留置静脉通路的患者；
- 具有广泛水肿的患者；
- 皮下注射后出现红斑、疼痛或无菌性脓肿的患者；
- 有凝血障碍的患者；
- 外周循环不良的患者。

12. 口服吗啡和静脉使用的平均相对效价比在1:2与1:3之间

13. 不推荐经颊、舌下和雾化等途径使用吗啡，目前尚无证据表明它们比传统给药途径存在优势

续表4-7

14. 规律口服吗啡或采用其他第3阶梯阿片类药物控制疼痛的患者，使用枸橼酸芬太尼口腔黏膜含剂（OTFC）能够有效控制爆发性疼痛
15. 成功的阿片类药物镇痛，包括有效控制疼痛且没有过多的不良反应
• 依此标准，使用WHO和EAPC指南（用吗啡作为首选第3阶梯阿片类药物）可以有效控制大部分患者的慢性癌痛
• 在少数患者中，有效控制疼痛且没有过多的不良反应需要使用其他的阿片类药物、椎管内使用止痛药或非药物的疼痛控制方法
16. 少部分患者口服吗啡（适当联合使用非阿片类药物和辅助止痛药）在达到有效镇痛前出现无法耐受的不良反应
• 对这类患者，应考虑更换为其他阿片类药物或调整给药途径
17. 口服常释剂型和缓释剂型的氢吗啡酮或羟考酮可有效替代口服吗啡
18. 美沙酮是一种有效的替代药物，但与其他阿片类药物相比，它的使用更复杂，因为它的血浆半衰期、相对镇痛效果和作用时间在个体间有显著的不同
• 不推荐非专科医生使用该药
19. 芬太尼透皮贴是口服吗啡的有效替代药物，最好用于阿片类药物稳定给药的患者
• 对于不能口服吗啡的患者，作为皮下注射的替代治疗，该药的优势特别明显
20. 在全身使用阿片类和非阿片类药物后仍未能有效镇痛或产生无法耐受不良反应的患者，应考虑椎管内给药（硬膜外或鞘内注射）联合局麻或可乐定

EAPC，European Association of Palliative Care欧洲姑息治疗委员会。

式，是将计算的等效镇痛剂量减半，再次滴定至起效。患者可能会出现暂时的戒断症状和疼痛加重，直至新的阿片类药物起效。

推荐文献

[1] Bruera, E., Pereira, J., Watanabe, S., et al.（1996）. Opioid rotation in patients with cancer pain. A retrospective comparison of dose ratios between methadone, hydromorphone and morphine. Cancer, 78, 852-857.

[2] Caraceni, A., Zecca, E., Martini, C., et al.（2008）. Gabapentin for breakthrough pain due to bone metastases. Palliative Medicine, 22, 392-393.

[3] Cherny N, Ripamonti C, Pereira J, et al.（2001）. Strategies to manage the adverse effects of oral morphine: an evidence-based report. Journal of Clinical Oncology, 19, 2542-2554.

[4] Colvin, L., & Fallon, M.（2008）. Challenges in cancer pain management- bone pain. European Journal of Cancer, 44, 1083-1090.

[5] Hanks, G.W.（2001）. Expert Working Group of the Research Network of the EAPC 2001 Morphine and alternative opioids in cancer pain: the EAPC recommendations. British Journal of Cancer, 84, 587-593.

[6] McNicol, E., Strassels, S., Goudas, L., et al.（2004）. Nonsteroidal anti- inflammatory drugs, alone or combined with opioids, for cancer pain: A systematic review. Journal of Clinical Oncology, 22, 1975-1992.

[7] Mercadante, S., & Fulfaro, F.（2007）. Management of painful bone metastases. Current Opinion in Oncology, 19, 308-314.

[8] Mercandante, S., & Bruera, E.（2006）. Opioid switching: a systematic and critical review. Cancer Treatment Reviews, 32, 304-315.

[9] Mercandante, S., Villari, P., Ferrera, P., et al.（2002）. Rapid titration with intravenous morphine for severe cancer pain and immediate oral conversion. Cancer, 95, 203-208.

[10] Paice, J.A., & Ferrell, B.（2011）. The management of cancer pain. CA: A Cancer Journal for Clinicians, 61, 157-182.

[11] Urch, C.（2004）. The pathophysiology of cancer-induced bone pain: current understanding. Palliative Medicine, 18, 267-274.

第五章　放射治疗

1　放射治疗

骨转移放射治疗的一般适应证有哪些?

（1）缓解疼痛；

1）50%~80%的患者疼痛明显得到缓解；

2）超过1/3的患者的放疗部位疼痛完全缓解。

（2）预防病理性骨折；

（3）促进病理性骨折愈合；

（4）脊髓或神经根受压。

大约50%的肿瘤患者在病程中会接受姑息性放疗。骨转移的姑息性放疗在放射肿瘤科日常工作中占有很大比重。当射线穿过活细胞时会直接或间接损伤细胞内复制再生所需的物质。直接损伤包括碱基缺失和DNA单链或双链的损伤；间接损伤是由放射线与细胞内水分子相互作用，释放出具有细胞毒性作用的自由基所导致的。正常细胞和肿瘤细胞都能对放射性损伤进行修复，但是由于肿瘤细胞修复DNA损伤的能力较弱，从而导致放射线对肿瘤细胞的杀灭效应明显高于正常细胞，进而提高疗效。

辐射剂量的单位为戈瑞（Gy），即每1 kg物质吸收1焦耳能量所需的辐射剂量。1 cGy=0.01 Gy。常见的姑息性放疗计划有单次大剂量8 Gy、20 Gy/5次（4 Gy/次）及30 Gy/10次（3 Gy/次）。姑息性放疗获得最好疗效的时间一般在2~4周后。

疼痛是骨转移最常见的并发症，所有有疼痛症状的骨转移患者都可以考虑行姑息性放疗。尚无证据表明放疗疗效与原发肿瘤类型有关，任何来源的溶骨性或成骨性病变均可考虑行姑息性放疗。

放疗可由体外放射线直接作用于目标病灶而产生作用，放射线由直线加速器或60 Co（Cobalt-60，60 Co）治疗机产生。直线加速器能产生高能X线或电子束，60 Co治疗机则是通过放射性元素60 Co在放射性衰变过程中释放高能γ射线。X射线、γ射线一般用于深部肿瘤的放疗，而电子束多用于浅表肿瘤的放疗。

2 单纯骨痛放疗剂量方案

科学家们针对姑息性放疗的剂量分割方案已经进行了大量的随机试验（图5-1~图5-2）。虽然研究众多，但仍没有最优剂量分割方案的一致共识。放射治疗研究组（Radiation Therapy Oncology Group，RTOG 74-02）所做的关于骨转移的随机研究是最先开展的同类研究之一。该研究表明，低剂量短期方案与高剂量延迟方案的疗效相似。90%的患者疼痛得到部分缓解，54%的患者疼痛得到完全缓解。但是，这项研究采用的是医生主观评价疼痛程度的方式，且在试验开始时并未考虑患者服用止痛药物的情况。另一项研究对上述研究数据进行再分析，将单发骨转移和多发骨转移进行分组，选择合适的疼痛缓解终点，并考虑了到服用止痛药和重复放疗的情况。该研究表明，放疗分割次数与疼痛完全缓解（没有

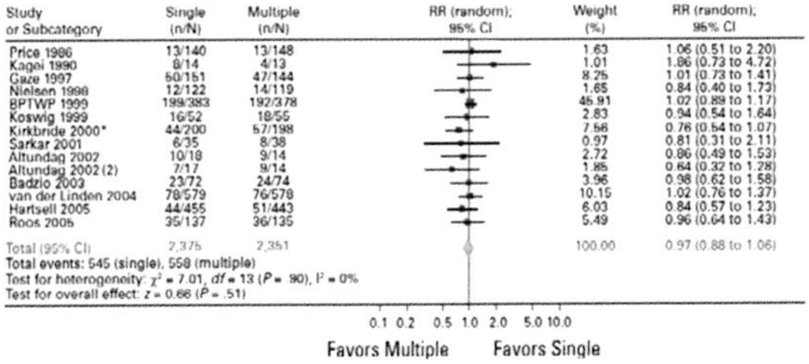

图5-1　单分割和多重分割意向治疗患者的总缓解率比较

Study or Subcategory，研究或亚类；Single，单分割；Multiple，多重分割；RR（Random）95% CI，风险率（随机）95%可信区间；Weight（%），权重（%）；Favors Multiple，倾向多重分割；Favors Single，倾向单分割。

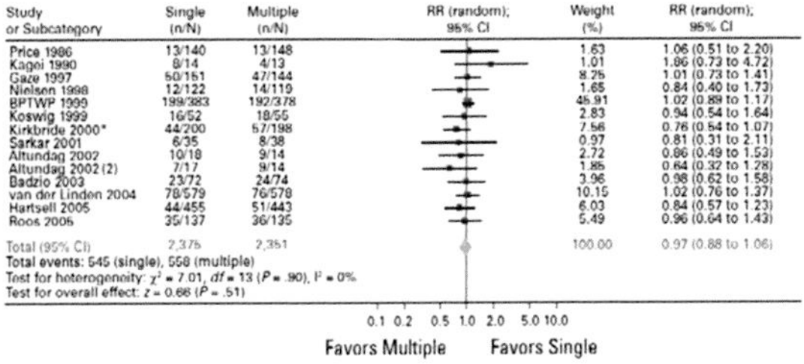

图5-2　单分割和多重分割意向治疗患者的完全缓解率比较

痛感且不使用麻醉药）之间显著相关。该研究的结论是，延迟剂量分割方案较短期方案在缓解骨转移疼痛方面更为有效。回过头来再分析就会发现，这一结论与初始报告所得出的结论是相反的，这就说明疼痛缓解终点的选择对于临床试验结果的判断来说是非常重要的。

此后，科学家们又开展了多项大规模前瞻性的随机试验研究。英国骨疼痛研究工作组（U.K. Bone Pain Trial Working

Party）选取了765例骨转移患者，随机给予8 Gy单分割或给予多重分割（20 Gy/5次分割或30 Gy/10次分割）。两组患者在首次疼痛缓解时间、疼痛完全缓解时间以及随机分组后12个月内首次疼痛加剧时间方面均无显著性差异。多重分割组患者此后的重复照射给予常规剂量，而8 Gy单分割组患者此后的重复照射给予双倍常规剂量。两组患者在恶心、呕吐、脊髓压迫（Spinal cord compression，SCC）及病理性骨折的发病率等方面的数据无显著性差异。该研究得出结论：治疗之后的至少12个月，8 Gy单分割与多重分割在缓解转移性骨疼痛方面同样安全、有效。荷兰骨转移研究组（Dutch Bone Metastases Study）对1 171例骨转移患者进行研究，结果表明，接受单剂量8 Gy或24 Gy/连续6 d放射治疗后的患者，其疼痛缓解情况和生活质量并无显著性差异。但是，8 Gy单分割放疗组的重复照射率为25%，而多重分割组的重复照射率仅为7%。单分割组出现了更多的病理性骨折，但其绝对百分比较低。这项随机试验的成本效用分析显示，两组患者的期望生存时间和生活质量调整期望生存时间并无明显差异。在放射治疗预算支出（包括再治疗和非医疗性支出）方面，单分割方案显著低于多重分割方案，有统计学意义。一篇重要的综述对不同剂量分割方式的骨转移局部放疗随机试验进行了系统性研究。这篇综述主要关注于疼痛完全缓解这一治疗结果。作者认为，超过2~4周的延迟分割放射治疗能够使更多患者的疼痛得到完全缓解或使疼痛达到能够忍受的程度。

然而，两篇较早些的Meta分析数据表明，单分割和多重分割在骨转移患者疼痛完全和总体缓解方面并无显著性差异。单分割和多重分割放射治疗后的完全缓解率（即无疼痛）分别为33.4%和32.3%，而总缓解率分别为62.1%和

58.7%。当仅对被评估患者进行分析时，单分割和多重分割放射治疗后的总缓解率分别提高至72.7%和72.5%。不管是单分割还是多重分割，在放射治疗后的最初2~4周内，大多数患者的疼痛都得到了缓解。然而，文章也指出，单分割组患者的重复治疗率和病理性骨折发生率较高。不过，对于最佳分割方式仍然存在大量争议。单分割虽然可以为患者带来很大的便利性和较高的成本效率，但是全世界的肿瘤放射治疗医生似乎并不愿意将其作为标准治疗。

自从上述两篇Meta分析报道之后，至少有7项关于骨转移的随机试验被报道。RTOG针对具有1~3处中度至重度疼痛性骨转移的乳腺癌和前列腺癌患者进行了上述随机试验的重复试验，并以患者自评的方式进行疼痛评估。455例患者采用8 Gy单分割的方式进行治疗，443例患者采用30 Gy 10次分割的方式进行治疗。试验获得的总缓解率为66%。单分割组的完全缓解率和部分缓解率分别为15%和50%，而多重分割组的完全缓解率和部分缓解率分别为18%和48%（两组之间并无显著性差异，$P=0.6$）。两种分割方式3个月内的疼痛缓解情况和止痛药用量减少程度基本相似。与先前的研究结果相类似，单分割组具有更高的重复治疗率（单分割组的重复治疗率为18%，多重治疗组的重复治疗率为9%，两组之间有显著性差异，$P<0.001$）。多重分割组的2~4度急性毒性反应的发生率为17%，显著高于单分割组（10%，$P=0.002$）。两组的晚期毒性反应发生率均为4%。

4所挪威医院和6所瑞典医院计划纳入1 000例疼痛性骨转移患者进行研究。实验组随机给予8 Gy单分割或30 Gy 10次分割。当纳入376例患者后，该研究的数据监控委员会建议终止试验，理由是：数据的阶段性分析显示，与同期报道的其他研究结果相类似，两组的治疗效果相同。两组治疗前

4个月的疼痛缓解程度相似，且28周后随访也获得了相似的结果。两组的疲劳程度、总生活质量及生存率等指标并无差异。一篇最新的Meta分析对16项随机研究进行了整理分析，共计2 513和2 487例患者分别被随机给予单分割治疗或多重分割治疗。单分割组的总缓解率和完全缓解率分别为58%和23%，多重分割组的整体和完全缓解率分别为59%和24%。结果再次证实，两种不同分割方式的疗效相同。

然而，有证据表明，部分患者能够得益于延迟方案。Roos等比较了272例骨转移患者8 Gy单分割或20 Gy 5次分割的治疗效果，这些患者来自TROG 96.05（Trans-Tasman Radiation Oncology Group）试验中具有神经性疼痛的部分患者。他们得到的结论是，对于神经性疼痛的治疗，单分割没有多重分割效果好，但疗效的差异并无显著性。他们推荐将20 Gy 5次分割作为神经性疼痛患者的标准放射治疗方案。如果确定患者生存期较短、体能状态较差或者因多重治疗的费用不便，或者治疗中心排队等候时间过长、负荷过重，可以将单分割作为替代方案。总之，大量的试验结果显示，8 Gy单分割与多重分割在缓解单纯性骨转移（没有神经性疼痛、脊髓压迫或临界病理性骨折）疼痛方面同样有效。姑息性放疗方案的选择，取决于肿瘤因素（如肿瘤部位、组织学、病变范围以及先前的放疗）、患者因素（如体能状态）以及患者本人的意向。毫无疑问，对于预期生存期较短的患者，延迟方案是个负担。然而，对于预期生存期较长的患者来说，（如仅发现骨转移的乳腺癌和前列腺癌患者），在制定放疗计划时，不得不考虑一些其他因素。由于单分割后的重复治疗率高于多重分割（分别为25%和10%），体能状态好的患者也许更愿意参与到治疗方案的决策过程中。

3　姑息性放疗终点的共识

由于骨转移患者接受姑息性放疗后，其疼痛的缓解及肢体功能活动情况与放疗疗效相关，因此，大型随机试验会使用很多方法来描述患者的疼痛缓解及肢体功能活动情况。有文献报道，由于研究终点的定义的差别，会导致放疗的完全缓解率所有不同（范围为27%~57%）。

2000年4月，为了提高将来对骨转移姑息性治疗相关临床试验研究的一致性，成立了国际骨转移共识工作小组，该小组对研究终点制定了相关指南（表5-1~表5-2）。

4　单分割放疗的最佳剂量

一项对270例骨转移性疼痛患者进行的前瞻性随机临床对照研究表明，单分割剂量8 Gy与4 Gy相比，在第4周可获得较高的实际疼痛缓解率（69% *vs.* 44%，$P<0.001$）；然而，两组在完全缓解率或缓解持续时间上并无差异。这项研究结果表明，8 Gy放疗较4 Gy放疗有更高的疼痛缓解率，但是4 Gy放疗对于放疗耐受性差的患者来说不失为一个有效的替

表5-1　国际骨转移共识工作指南

共识	
临床研究纳入标准	对于涉及多部位肿瘤的研究，分层设计应根据所涉及的肿瘤类型而定
	患者的疼痛可以评估
	如果研究中，对疼痛的缓解评价时间超过3个月，应将体力状态纳入评判标准
	应记录放疗前后4周内全身系统治疗情况
	对于有较高风险会发生病理性骨折的患者，应行预防性固定，除非试验针对的就是这一特殊群体

续表5-1

共识	
疼痛评估及镇痛评估	推荐使用患者自评的0~10数字疼痛评估量表
	所有麻醉止痛药换算成每日口服吗啡等效剂量（OMED）来进行镇痛评分
	记录辅助止痛药的使用情况
	对于止痛药次优先级使用患者及需要静脉点滴或调整止痛药的患者，建议用药调整适应期不超过2周
放疗技术	椎体转移，给予处方剂量至椎体中平面
	对于其他部位，如果是单野照射则依据实际给予处方剂量，如果是对穿野也要按照肿瘤中平面给予处方剂量
	放疗体积应当包含疼痛椎体的上下两个椎体，长骨放疗时应当外扩2 cm
随访及评估时间	放疗前的基线水平评价，尽量选择离放疗最近的一次
	随访形式包括临床随访、邮件问答随访及电话随访
	随访时间：放疗后的2周、1月各一次；随后每月一次直至6个月
随访指标	除疼痛评分及止痛药的使用情况外，还应当记录全身系统的治疗情况
	记录是否存在以下情况：放疗部位的手术干预、病理性骨折、脊髓受压及放疗相关不良反应
研究终点	放疗结束后第1、2、3月再确定具体缓解率
	缓解率需将疼痛评分及止痛药用量纳入考虑范围
再放疗	再放疗的临床指征及放疗时机有待更多的临床研究来明确
统计分析	结果分析应当遵循意向性治疗原则
	缓解时间及缓解持续时间应当从接受放疗的第1日开始计算
	放疗后的实际缓解率及大体缓解率至少要记录第1、2、3个月

表5-2 共识指南中疼痛控制疗效评价标准

完全缓解（CR）	治疗部位最严重的疼痛评分为 0 分，且 OMED 仍维持基础用量水平
部分缓解（PR）	治疗部位最严重的疼痛评分较前降低超过 2 分，且 OMED 仍维持基础用量水平
	OMED 较基础用量水平降低大于 25%，且疼痛无加重
疼痛进展（PP）	定量使用 OMED，最严重的疼痛评分增加超过 2 分
	疼痛评分稳定或仅增加 1 分，但 OMED 较基础用量水平增加超过 25%
疼痛稳定（SP）	不符合 CR、PR、PP 的评价标准
有效	CR+PR
无效	PP+SP

OMED，口服吗啡等效剂量。

代方案。

另一项随机临床研究比较了 4 Gy、6 Gy 及 8 Gy 单次大剂量放疗对骨转移疼痛患者的疗效。研究者认为，对骨转移疼痛的患者来说，8 Gy 可能是单分割放疗最低的优选剂量。但是，4 Gy 单分割放疗在某些特定情况下仍有一定的适用性。

5 大野或半身照射

大野或半身照射（HBI）与局部外照射的区别，主要在于正常组织和骨转移灶同在一个治疗野内。主要应用于有弥漫多发性疼痛的骨转移患者。半身照射通常要么是上半身照射要么下半身照射。回顾性和前瞻性的 Ⅰ、Ⅱ 期临床研究表明，单分割半身照射可以缓解 70%~80% 患者的疼痛。疼痛缓解在 24~48 h 明显，这提示炎症反应通路中的细胞可能是起初的靶组织。因为肿瘤细胞的活性不可能这么快就终止。毒性主要包括轻微的骨髓抑制和胃肠道不良反应，如上腹部照射时出现恶心、呕吐，可以使用昂丹司琼或地塞米松来控制症状。如果肺剂量限制在6 Gy内，肺毒性会很轻微。

Salazar等在156例随机患者中研究了半身照射的剂量分割方案。3个方案分别为：8 Gy/2次一天完成，12 Gy/4次两天完成及15 Gy/5次五天完成。研究表明，15 Gy方案不仅与其他方案具有相似的骨疼痛缓解，而且前列腺癌患者具有更长的生存期。一项包含29例患者的Ⅱ期随机研究探讨了分割半身照射（25~30 Gy，9~10次分割）与单次照射的优劣，结果发现超过94%的患者疼痛得以缓解。在1年的时候，分割放疗组和单次放疗组分别有70%和15%的患者的疼痛得到控制，而重复照射的比例在单次放疗组和分割组分别为71%和13%。Poulter等报道了一个含499例患者比较单纯局部放疗和局部放疗联合一次半身放疗疗效的随机试验结果，联合半身放疗1年后新发骨转移率较低（50% vs. 68%），需要进一步局部放疗的患者比例也较少（60% vs. 76%）。

6 病理性骨折或濒临骨折的治疗

在这种情况下，放射治疗主要起到2个方面的作用：

（1）手术治疗后的干预；

（2）缩小肿瘤，缓解疼痛，促进不适合外科治疗的骨愈合（尤其是肋骨、肩胛骨和骨盆）。

一般认为，具有病理性骨折高风险和预期生存时间较长的患者应该接受预防性骨科手术。对于病理性骨折或濒临骨折来说，尽管放疗能缓解疼痛和控制肿瘤，但是不能恢复骨的稳定性。病理性骨折患者行固定手术后，通常推荐通过接受术后放疗的方式来阻止肿瘤进一步生长和促进再矿化。一般认为，预期生存时间小于3个月的患者，难以从术后放疗中获益。没有内脏转移及预期生存时间相对较长（超过3个月）的患者，更可能从术后放疗中获益。

由于骨内存在镜下肿瘤浸润的风险，在钉棒植入过程中，肿瘤可能会种植到骨的其他部位。因此，用于骨固定的整个钉棒都应该包含在放射野内。当放射野较局限时，在放射边界外可能再次出现溶骨性转移，这时，钉棒的不稳定会导致疼痛，从而需要再次手术。标准放疗剂量从单次8~10 Gy到20 Gy 5次分割，或30 Gy 10次分割。

Townsend等报道，肢体活动正常（伴或不伴疼痛）的患者比例在术后放疗组为53%，而这一比例在单纯手术组是11.5%。同一部位再次骨科手术的情况在单纯手术组更常见。单纯手术组的实际平均生存期为3.3个月，而术后放疗组则为12.4个月。然而，对这项研究的解读需要谨慎，因为它是回顾性的，且可能存在未知的选择性偏移。

不管是有疼痛还是无疼痛的骨病变，预防即将发生的骨折是放疗的另一个目的（图5-3）。有研究表明，溶骨性转移放疗3个月后的再矿化率在10次30 Gy组比单次8 Gy组高，但是研究结果并没有指出骨折实际发生率或对骨折预防的差

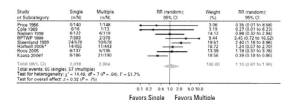

图5-3　意向性治疗患者单次或多次分割的病理性骨折发生率

异。Sze等的随机临床研究进行Meta分析后结果表明，单次8 Gy组比多次分割照射组患者的骨折率要高。一项荷兰的大型骨转移研究（排除了濒临骨折的患者）结果显示，单次8 Gy组（4%）的骨折率是多次分割组（2%）的2倍（$P<0.05$）。

另一项荷兰的骨转移随机研究比较了单次8 Gy和6次4 Gy放疗对疼痛性骨转移的姑息治疗效果。102例股骨转移患者中有14例发生骨折。作者分析了治疗前股骨转移的影像，认为股骨骨折的发生主要取决于轴向皮质累及程度。他们推荐，对于股骨转移轴向皮质累及不超过3 cm的用单次8 Gy的放疗来缓解疼痛，如果轴向皮质累及超过3 cm就应该考虑预防性手术。如果患者条件不允许，就要考虑更高总剂量的放疗。

7 脊髓压迫的治疗

7.1 适应证

作为初次治疗的适应证：

（1）放射敏感的肿瘤患者；

（2）预期生存时间小于3~4个月；

（3）不能耐受外科治疗；

（4）压迫平面以下完全性神经功能障碍>24~48 h；

（5）多平面或弥漫性病变。

放射治疗已成为多数脊髓压迫患者的治疗选择，并可联合其他形式的治疗综合进行，如：手术治疗或使用激素。剂量分割模式包括单次8~10 Gy或多次分割总剂量20~30 Gy。放疗可缓解56%~73%患者的疼痛，提高26%~42%患者的运动功能，恢复6%~35%患者的行走能力，仅有9%的患者出现恶化。然而，仅有10%完全性截瘫的患者在放疗后可恢复行走能力。Rades等研究发现，在随访的12个月内有29%的患者出现野内复发。急性毒性反应很小，也未发现晚期毒性反应。

尽管放疗已经成为脊髓压迫的主要治疗方式（特别是当患者不能手术治疗时），但是对于放射治疗方案具体如何实施仍存在争议。大量回顾性和前瞻性研究显示，对脊髓压迫采用长时间放疗（超过30 Gy/10次）患者获益较小。因此，目前临床实践多采用20~30 Gy/5~10次的模式，尤其适于术后患者或预后较好者。

对于预后差和一般状况差的患者，单次8 Gy治疗脊髓压迫就已足够有效。一项276例预期生存期短（<6个月）的患者的随机研究，对短程放疗（16Gy/2次分割）和分割疗程方案（15 Gy/3次分割，4日后+15 Gy/5次分割）进行了比较，结果显示，在疼痛缓解、运动功能及生存预期上两组间无差异。因此，短程放疗方案应作为预期生存期短的患者的可选方案。

对于单纯骨转移疼痛的治疗，单次放疗与多分割方案同样有效。一项包含了303例患者的Ⅲ期随机研究，将单分割8 Gy方案和16 Gy/2次方案进行了比较，两组间治疗反应无差异。平均治疗反应期与平均总生存期相同。从这些研究来看，对一般情况差的脊髓压迫患者推荐采用单次8 Gy放疗方案，毒性反应更低、更方便。需要注意的是，短程放疗模式的野内复发率高、无病生存及局控率低，因此推荐用于一般情况差的患者。

对于非小细胞肺癌（non-small-cell lung cancer，NSCLC）和乳腺癌患者，无论采用长程还是短程的放疗方案，都有相似的功能疗效。然而，因NSCLC患者总体预后差，患者的生存时间可能有限且难以出现复发。通常，短程治疗可使治疗时间最小化，使患者获益最大化。相反的，乳腺癌患者总体预后较好，长程方案可以改善功能并降低复发率。对于骨髓瘤患者，长程放疗在改善功能和降低局部复发方面均显著优于短程放疗。

单次治疗可减少患者前往放疗中心的次数和在治疗床上摆位的次数，从而可以降低患者的不适感。手术可导致死亡和诸多并发症。治疗花费也可因有限的患者生存时间而降低。因此，需要选择那些可以从联合治疗模式中获益的患者进行治疗。手术治疗相关的问题将在本书第六章进行讨论。

能行走的患者在放疗后较瘫痪患者具有更好的行走能力。多数患者因病情进展而出现椎体压缩，多节段病变可能是手术禁忌。对于此类患者，立即给予局部放疗，在缓解疼痛、维持和恢复神经功能方面具有重要作用。

7.2 脊髓压迫预后因素

已证实，放疗前运动功能障碍进展缓慢的患者治疗后会获得更好的功能和预后。放疗前48 h内的快速恶化提示预后差。较好的原发肿瘤类型，例如乳腺癌、前列腺癌、淋巴瘤和骨髓瘤，明显具有更好的局控率、生存率和功能。治疗前可行走的患者在治疗后有更多的可能可以维持或改善功能。此外，丧失行走功能12 h内接受治疗的患者，恢复行走能力的可能性更大。如患者放疗后运动能力提高，则提示其1年生存率更高（63% *vs.* 4%；*P*<0.001）。

一般状况差的患者，可以从单次8 Gy放射治疗方案中获益。然而，一部分脊髓压迫患者的生存时间较长可能会在原放疗区域内出现脊髓压迫复发。与长程放疗相比，短程放疗的野内复发率更高。局部控制的预后因素包括组织学较好、无内脏转移和使用长程放疗方案。提高生存期的预后因素包括KPS评分（Karnofsky score）高、原发肿瘤类型好、无内脏转移、放疗前可行走、肿瘤确诊与脊髓压迫的时间间隔较长。

Rades等对1 852例转移性脊髓压迫患者进行了回顾性分析并对439例患者进行前瞻性验证，建立了一个评估脊髓压迫患者预后的评分系统（表5-3~表5-4）。该评分系统可以帮助

表5-3　Rades等的脊髓压迫患者预后评分系统

预后因素	计算分值
肿瘤类型	
乳腺癌	8
前列腺癌	7
骨髓瘤 / 淋巴瘤	9
肺癌	3
其他	4
放疗时的其他骨转移	
是	5
否	7
放疗时的内脏转移	
是	2
否	8
肿瘤确诊与脊髓压迫的时间间隔	
≤ 15 个月	4
>15 个月	7
放疗前行走能力	
行走	7
非行走	3
放疗前功能障碍时间	
1~7 d	3
8~14 d	6
>14 d	8

表5-4 基于Rades评分系统的6个月生存率

评分	6个月生存率
20~25	7%
26~30	19%
31~35	56%
36~40	73%
41~45	90%

医生为每一位患者选择合适的放疗方案。研究发现6个预后因素与生存显著相关：肿瘤类型、肿瘤确诊与脊髓压迫的时间间隔、放疗时的其他骨转移情况、放疗时的内脏转移情况、放疗前的行走能力和放疗前的功能障碍时间。通过对以上指标进行分析，建立了3个便于临床使用的预后组（表5-5）。

7.3 手术联合放疗与单纯放疗治疗脊髓压迫的疗效对比

在脊髓压迫治疗中，曾经将放疗作为一线治疗。而Patchell等的随机研究则确认了手术联合术后放疗的疗效。此项研究比较了101例患者分别接受直接减压手术联合术后放

表5-5 为便于日常使用，采用以上评分系统建立3个预后组

	评分	6个月生存	推荐
I 组	20~30	9%	短程放疗
II 组	31~35	48%	医生根据其他不确切因素制定最佳治疗方案，如一般状况、并发症
III组	36~45	93%	长程放疗

注：此评分系统基于单纯放疗患者建立并验证，应仅用于非手术减压患者。

疗与单纯放疗治疗脊髓压迫的疗效情况。患者一般状态好，能耐受手术，预期生存至少为3个月。中期分析时研究被终止，因为初步结果表明，手术联合放疗组患者的行走能力更好，恢复行走能力的时间更长。手术患者应用激素和止痛药物显著减少。如果采用短程放疗，脊髓压迫会再次出现。手术减压快速起效，而放疗可能需要几天才能显现效果。这可能是手术联合放疗组患者行走能力更好的原因。与其他手术一样，医生与患者均应当权衡手术的获益率和致死率、不良反应率。

8　放疗的不良反应

放疗计划是减少射线不良反应的最关键方面（表5-6）。放疗的急性不良反应需要细致的医疗干预以预防可能出现的不良反应。不同区域放疗不良反应的治疗有其特异性。细致的放疗计划可以避开重要结构（如黏膜表面），从而避免多数不良反应的发生。患者可以放心，这些不可避免的不良反应将会在放疗结束后得到改善。

表5-6　骨转移姑息放疗常见不良反应

放疗部位	不良反应	治疗
任何部位	·皮肤反应 ·疼痛加重	·很小且可缓解，只在放疗初期出现 ·治疗前使用激素可减轻疼痛；如果疼痛持续存在，可用镇痛药治疗
腹部（即胸腰椎）	·恶心和/或呕吐	·止吐治疗 ·激素同样适用于近期接受催吐治疗的患者
腹盆腔	·腹泻	·止泻药如洛哌丁胺
口咽部（即颈椎）	·局部黏膜刺激	·阿司匹林肠溶片，或消炎宁漱口水 ·及时治疗继发感染，如念珠菌感染

由于电子束只治疗表浅结构（如肋骨、皮肤及浅表淋巴结），其不良反应更为局限。选择合适能量的电子束可以避免深层结构受到伤害。这个特点对于再次照射时避免损伤重要结构（如脊髓）尤为重要。电子束照射最主要的不良反应是皮肤红斑反应。

当外照射的照射野较大时，更多正常组织受到照射，不良反应也更严重。成骨性骨转移接受姑息性放疗后，疼痛很常见，发生率为7%~39%。放疗后疼痛平均持续3~5 d。接受单分割和多重分割放疗的风险类似。有证据表明，治疗前使用激素可以减轻疼痛。

9 再照射

因为有效的系统治疗和更好的支持治疗提高了患者的生存率，某些特定类型的骨转移患者较以往具有更长的预期生存时间。更多患者的生存期超出其最初骨转移放射治疗的预计获益期，这就需要对其先前治疗的部位进行再照射。此外，一些初次照射无效的患者，也能通过再照射而获益。

有如下3种"失败"情况出现时，应当考虑再照射（这3种情况的再照射反应也许会有所不同）：

（1）初次放疗后疼痛无缓解或疼痛加重；

（2）初次放疗部分有效，希望进一步放疗来继续缓解疼痛；

（3）初次放疗部分或完全有效，但随后出现疼痛复发。

在比较单分割和多重分割的多项放疗试验中，单分割后的再照射率为11%~42%，而多重分割后的再照射率为0%~24%。

Mithal等对105例接受疼痛性骨转移姑息放疗的患者进行了回顾性分析。该研究共确定了280个治疗位点，其中的

57个位点重复了一次，8个位点重复了两次。初次放疗的疼痛缓解有效率为84%，而初次重复放疗的有效率为87%。88%的患者（7/8）在二次再照射后仍可以得到疼痛缓解。约74%（17/23）的多次接受单分割治疗患者的重复治疗有效，这一有效率并不显著低于多重延迟分割治疗患者（有效率为91%，31/34）。重复放疗与放疗剂量、原发肿瘤类型或部位并无显著相关性。

Jeremic 等对单分割放射治疗后4 Gy单分割重复照射治疗骨转移的疗效进行了研究。在135例接受再照射的患者中，109例疼痛复发，26例初次放疗无效。在109例疼痛复发的患者中，80例（74%）患者有效（完全缓解率为31%，部分缓解率为42%）。在26例初次放疗无效的患者中，12例（46%）再照射有效。作者认为，初次单分割疗效不佳的患者不应被排除在重复放疗之外。试验中观察到的毒性反应发生率很低，仅为胃肠道反应。19%的患者（25/136）发生了1~2级腹泻（RTOG急性毒性反应标准），并没有发现3级或更重的急性毒性反应。试验中病理性骨折的发生率为2%（3/135），脊髓压迫的发生率为2%（3/135）。

这个研究小组同时报道了两次4 Gy单分割再照射对于两次单分割后疼痛性骨转移治疗的有效性。25例患者（19例患者对先前的两次单分割放疗有效，6例患者对先前的两次单分割放疗无效）的总缓解率为80%，完全缓解率和部分缓解率均为40%。在他们的研究中，并未发现急性或晚期高级别（3度或更高级别）毒性反应。对所有患者的随访也并未发生病理性骨折和脊髓压迫。

荷兰转移研究组提出了再照射对疼痛性骨转移的有效性（图5-4）。在初次放疗无效而接受再照射的患者中，66%初次接受8 Gy单分割治疗的患者对于重复治疗有效，33%初

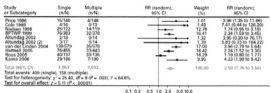

图5-4 单分割和多重分割意向患者重复治疗率的比较

次接受多重分割治疗的患者对于重复治疗有效。重复治疗对于70%单分割治疗后的进展期患者有效，而仅对57%多重分割治疗后的进展期患者有效。整体而言，再照射在所有接受再治疗患者中的有效率为63%。

有研究评估了再照射在治疗脊髓压迫方面的可行性。重复治疗改善了36%~40%患者的运动功能，而14%~15%患者的运动功能发生了恶化。放疗方案对于运动功能改善并无显著影响，累积生物有效剂量低于120 Gy即被认为是安全的。

最近Wong等发表的一篇系统性综述对再照射用于治疗疼痛性骨转移的有效性进行了评估。这篇综述囊括了15个有关再照射有效性的试验。完全、部分和总缓解率被分别确定为20%、50%和68%。这篇文章所报道的再照射有效率可以与Chow等综述中所报道的首次放射治疗疼痛性骨转移的有效率相提并论，这说明两种治疗方案具有相似的疗效。15项研究中的7项包含了毒性反应相关信息。多数为低级别的毒性反应，最常见的是恶心和呕吐。进一步的研究显示，先前治疗无效者对于再照射仍然有效。因此，现有数据不仅支持对初次放疗后的转移性骨疼痛部位采取再照射，而且支持再照射的疗效与初次放疗疗效相类似。对于初次放疗有效的患者，应该重点推荐再照射。而对于初次放疗无效者也应该予以考虑。然而，仍有少部分患者对于任何剂量的姑息性放疗均无效。

当首次进行疼痛性骨转移放疗时，就应该确定再照射的剂量分割方案。这一问题引出了一项对于再照射治疗疼痛性骨转移的单分割和多重分割方案比较的Ⅲ期国际随机试验研究（NCIC CTG SC20）。Chow等最近报道了其相关研究结果。850例患者被随机给予8 Gy单分割或20 Gy多重分割放疗。由于较高的丢失率，该研究进行了意向处理分析又进行了个体协议分析。根据意向处理分析，单分割对28%的患者有效，而多重分割对32%的患者有效。这4%的有效性差异的95%可信区间的上限为9.2%，低于预先设定的10%的非劣效性边界。然而，经过个体协议分析，单分割方案对45%的患者有效，而多重分割方案对51%的患者有效。这6%的有效性差异的95%可信区间的上限为13.2%，高于预先设定的非劣效性边界。最常见的毒性反应是食欲欠佳（8 Gy和20 Gy组分别为56%和66%）和腹泻（8 Gy和20 Gy组分别为23%和31%）。随机给予8 Gy和20 Gy组患者病理性骨折的发生率分别为7%和5%，而脊髓或马尾神经压迫的发生率分别为2%和低于1%。总而言之，再照射是有效的。意向处理分析显示，8 Gy剂量再照射是非劣效性的，并且，与20 Gy的多重分割相比，其具有更少的毒性反应。

10 推荐指南

10.1 美国放射肿瘤学会指南（表5-7）

10.2 安大略肿瘤护理指南

10.2.1 建议

（1）对于治疗目的是减轻疼痛的患者而言，推荐给予

表5-7 美国放射肿瘤学会指南

指南观点	
对外周骨转移的预防和疼痛的处理，什么样的分割方案是有效的	对之前未接受放疗的骨转移疼痛患者而言，30 Gy/10次、24 Gy/6次、20 Gy/5次和8 Gy/1次的剂量方案所起到的止痛效果是相似的。复发性疼痛导致的8%的再照射率与多程放疗方案相关、20%的再照射率与单次放疗方案相关。尽管如此，单次照射方案对于患者及陪护而言是最方便的
对于疼痛的处理和单纯骨转移（包括脊柱和其他重要结构）的预防，什么时间应用单次分割放疗是最合适的时机	尽管尚没有研究阐明单次8 Gy照射对于脊柱骨转移和非脊柱骨转移疗效的差别，目前尚没有证据表明对于脊柱转移疼痛，单次8 Gy放疗的疗效低于多重分割放疗 对于治疗的起始剂量和处方剂量应该遵循姑息性放疗终点的国际共识
单次分割放疗是否存在长期不良反应	目前尚没有数据表明单次分割放疗存在无法接受的不良反应，因而不会限制该方案在疼痛性骨转移患者中的应用 对于单纯疼痛性骨转移患者而言，单次8 Gy分割方案与多分割方案放疗的长期毒副反应没有差别
对于外周骨转移患者，什么时间可以应用再照射	尽管骨转移患者首次治疗时便考虑到再次治疗的问题，但是没有专门的临床试验来界定复发性骨转移患者再次放疗的标准 20%的再次放疗与单分割方案有关，与之相比，8%的再次放疗与多重分割方案有关 如果情况允许，应该采取前瞻性随机对照试验来进一步鉴定放疗在缓解复发性肿瘤症状中的应用

续表5-7

指南观点	
对于脊柱病变导致再次疼痛的患者，什么时间可以接受再次治疗	尽管目前的资料并没有提供确切的剂量分割方案，但是再次外照射放疗可以较好地缓解脊柱病变的复发性疼痛
	当再次放疗靶区包括脊髓时，必须特别注意。最好计算初始放疗和再次放疗中脊髓总共接受的生物有效剂量，以评估放射性脊髓炎发生的危险
对于疼痛性骨转移患者，手术可以避免使用姑息性放疗吗	目前资料显示手术并不能避免脊髓压迫患者使用术后放疗
	我们可以根据患者的一般情况、原发肿瘤大小和位置、远处转移病灶情况、预期存活时间，由包括神经外科医生在内的多学科医生团队来制定患者的手术减压治疗方案
	根据现有资料无法得到术后放疗的最佳剂量，但是较长的治疗方案（如30 Gy/10次）应用比较广泛，因为它可以清除残留的微观病灶，而不仅仅是达到部分缓解以减轻症状
	尚无研究报道术后姑息性放疗单次分割方案的疗效。脊髓压迫患者可以考虑纳入放疗剂量分割试验
对于疼痛性骨转移患者，放射性核素治疗可以避免使用姑息性放疗吗	目前资料显示系统放射性核素治疗并不能避免骨转移患者使用姑息性放疗
	目前放射性核素治疗主要应用在成骨性骨转移患者、某些特殊恶性病理类型，以及疼痛部位过多无法进行标准放疗的情况
	对于局限性骨转移患者和同时合并其他脏器转移患者，我们需要前瞻性临床试验来阐明系统性放射性核素治疗预防性应用的指征

续表5-7

指南观点	
对于疼痛性骨转移患者，使用双膦酸盐类药物进行治疗可以避免使用姑息性放疗吗	目前资料显示双膦酸盐类药物治疗并不能避免有疼痛症状的单纯骨转移患者使用放疗 多个前瞻性研究均显示，放疗联合双膦酸盐类药物治疗可以较好地缓解骨转移灶的疼痛，同时可以促进再次成骨反应，其造成的毒性反应也是在可以接受的范围内。但是以疼痛缓解作为测定标准时，二者的联合应用并没有显示出比单纯放疗更好的疗效 目前急需大规模随机对照试验来验证放疗最合适的分割方式、双膦酸盐类药物治疗的剂量和持续时间以及放疗联合双膦酸盐类药物的最佳治疗方案
对于疼痛性骨转移患者，椎体后凸成形术或椎体成形术可以避免姑息性放疗的使用吗	目前资料显示椎体后凸成形术或椎体成形术并不能避免骨转移患者使用放疗 尽管缺少完整的前瞻性研究（限制了其使用），但是对于转移性脊柱病变导致的椎体不稳定性而言，理论上椎体后凸成形术或椎体成形术具有很好疗效 未来需要前瞻性研究来确定以下问题：正确选择患者、疗效、毒性反应以及与放疗的时间间隔

靶区单次8 Gy的处方剂量作为有症状的单纯性骨转移患者放疗剂量分割的标准治疗方案（表5-8）。

10.2.2　附件声明

（1）所谓的"标准"指的是适合大部分人群，在不降低疗效、不提高发病率的前提下，能带给患者最大的方便

表5-8　骨转移常用分割方案

单纯性骨疼痛	
局限性	8 Gy单分割
扩散性	
上身野（包括肺）	6 Gy单分割
中/下身野（不包括肺）	8 Gy单分割
再照射	
脊柱	8 Gy单分割或20 Gy 8次分割
非脊柱	8 Gy单分割或20 Gy 5次分割
神经性骨痛	20 Gy 5次分割或对生存期有限的患者8 Gy单分割
病理性骨折	
手术后	20 Gy 5次分割或30 Gy 10次分割
预防性或初始治疗	20 Gy 5次分割或30 Gy 10次分割
脊髓压迫	
术后（身体状况较好）	20 Gy 5次分割或30 Gy 10次分割
术后（身体状况较差）	8 Gy单分割
初始治疗（身体状况较好）	20 Gy 5次分割或30 Gy 10次分割
初始治疗（身体状况较差）	8 Gy单分割

和舒适。

（2）该指南不适用于之前已经接受过放疗或伴有脊髓压迫或病理性骨折的患者。这些患者在剂量分割的临床试验中是被排除在外的。

（3）当照射的靶区包括大部分的胃肠道器官时，推荐预防性地使用止吐药。

（4）患者和主管医生应当知晓，治疗的病灶有可能会被重复照射。

（5）对于孤立性骨转移的长期控制、脊髓压迫的预防和治疗、病理性骨折的预防和治疗、骨病变伴随的软组织肿块等，目前仍没有足够的证据推荐合适的剂量分割放疗方案。

推荐文献

[1] Chow, E., Harris, K., Fan, G., et al.（2007）. Palliative radiotherapy trials for bone metastases: a systematic review. Journal of Clinical Oncology, 25（11）, 1423-1436.

[2] Chow, E., Wu, J., Hoskin, P., et al.（2002）. International consensus on palliative radiotherapy endpoints for future clinical trials in bone metastases. Radiotherapy and Oncology, 64, 275-280.

[3] Chow, E., Hoskin, P., Wu, J., et al.（2006）. A phase III international randomized trial comparing single with multiple fractions for re-irradiation of painful bone metastases. National Cancer Institute of Canada Clinical Trials Group（NCIC CTG SC 20）. Clinical Oncology, 18, 125-128.

[4] Chow E., van der Linden Y.M., Roos D., et al.（2014）. Single versus multiple fractions of repeat radiation for painful bone metastases: a randomized, controlled, non-inferiority trial. Lancet Oncology, 15（2）, 164-171.

[5] Hoskin, P.J., Grover, A., & Bhana, R.（2003）. Metastatic SCC: radiotherapy outcome and dose fractionation. Radiotherapy and Oncology, 68, 175-180.

[6] Maranzano, E., Trippa, F., Casale, M., et al.（2009）. 8 Gy single-dose radiotherapy is effective in metastatic SCC: Results of a phase III randomized multicentre Italian trial. Radiotherapy and Oncology, 93, 174-179.

[7] Patchell, R.A., Tibbs, P.A., Regine, W.F., et al.（2005）. Direct decompressive surgical resection in the treatment of spinal cord compression caused by metastatic cancer: A randomized trial. Lancet,

366,643-648.

[8]　Rades, D., Douglas, S., Veninga, T., et al.(2010). Validation and simplification of a score predicting survival in patients irradiated for metastatic spinal cord compression. Cancer, 116（ 15 ）, 3670-3673.

[9]　Shiue, K., Sahgal, A., Chow, E., et al.(2010). Management of metastatic spinal cord compression.(Report)Expert Review of Anticancer Therapy, 10（ 5 ）, 697-708.

[10]　Sze, W.M., Shelly, M.D., Held, I., et al.(2003). Palliation of metastatic bone pain: single fraction versus multifraction radiotherapy: a systematic review of randomized trials. Clinical Oncology, 15, 345-352.

[11]　Wong E., Hoskin P., Bedard G., et al.(2013). Re-irradiation for painful bone metastases - A systematic review. Radiotherapy & Oncology, 110, 61-70.

[12]　Wu, J.S.Y., Wong, R., Johnston, M., et al.(2003). Meta-analysis of dose- fractionation radiotherapy trials for the palliation of painful bone metastases. International Journal of Radiation Oncology, Biology and Physics, 55, 594-605.

第六章　手术治疗

1　手术指征

1.1　手术治疗骨转移的常见指征是什么?

（1）预防性固定濒临骨折的长骨;

（2）病理性骨折或主要关节的固定或重建;

（3）脊髓/神经根减压和/或脊柱不稳定的固定。

对濒临骨折进行预防性治疗要好于骨折发生后再进行治疗，因为患者术后恢复更快，并发症更少。溶骨性病变是病理性骨折最常见的原因。然而，混合性病变和成骨性病变也可因为骨质异常而导致骨折。多数病理性骨折可通过一些手术干预手段获得最好的治疗（图6-1）。手术的一般指征是负重骨（如股骨）骨折后预计生存期大于1月，或者非负重骨（如肱骨）骨折后预计生存期大于3月。当缓解疼痛、恢复功能或改善生活质量的其他方法都行不通或无效时，也应该考虑手术。

1.2　当选择手术作为干预手段时，应考虑下列问题:

（1）单发还是多发骨转移;

（2）患者的身体状况;

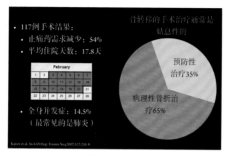

图6-1　手术

（3）转移部位；

（4）骨折情况；

（5）原发肿瘤的生物学行为。

一般说来，让病理性骨折患者快速缓解疼痛、恢复功能的最有效方法是内固定术或关节假体置换术，利用骨水泥（聚甲基丙烯酸甲酯，polymethylmethacrylate，PMMA）可进一步加固。

切除肿瘤病灶在治疗病理性骨折中也起着重要作用。切除策略包括：病灶内刮除、边缘切除和广泛切除。通常建议，需要切除导致骨折的肿瘤中心病灶，即使需要暴露骨折部位。切除肿瘤可以达到局部控制肿瘤，从而使得如术后放疗等辅助治疗能进一步提高肿瘤局控率。切除肿瘤后还可以使用聚甲基丙烯酸甲酯（PMMA）骨水泥有效填充缺损，提高稳定性，防止此部位肿瘤进展。

骨转移治疗最常用的是病灶内刮除术。然而，在特定情况下，病灶外广泛切除术也可以提高肿瘤的局控率。特别是有孤立转移灶的患者，因为在治疗原发灶和发展为骨转移之间有一段较长的时间间隔，所以可以应用该术。此外，该术还适用于预后较好的患者。

当骨折通过外固定和辅助治疗即可治愈，或者仅行固定即可改善患者预后时，可以使用闭合性骨折固定技术。

2 骨盆和髋臼

髋臼病理性骨折一般采用手术治疗，适用于临床表现为不可缓解的急性症状、负重受限、持续性疼痛和关节功能障碍的溶骨性髋臼病灶。此类疾病常伴有髂嵴或髂前/后上棘骨折，可采用对症治疗和/或放射治疗等非手术治疗手段。

骨盆转移瘤的手术重建基本原则：（1）重建骨缺损区；（2）保留皮质骨及软骨下骨；（3）切除肿瘤；（4）获得轴向、内侧及周边结构支撑，使用坚强的内固定和骨水泥。

髋关节在多数日常活动中受力较高。股骨近端受力在行走姿态中期可达体重的3.5倍，爬楼梯时可达7.7倍。骨转移所致的髋臼结构不完整可根据骨缺损的位置和严重程度进行分类。为了在术前确定病变的解剖位置，进行影像学检查、评估以制定合适的手术计划是十分必要的。

三维CT重建是影像学检查的首选，通过三维CT能够确定残留骨总量并评估骨盆结构的完整性，检查中尤其应当注意评估髋臼顶部和内侧壁结构。合理的髋臼病变分类应当结合病理解剖学及治疗方案来制定。凯文·哈灵顿（Kevin Harrington）创建的分类系统可以评估髋臼转移瘤的骨缺损程度（表6-1）。

如果髋臼结构完整，可以考虑行传统的全髋关节置换术。聚甲基丙烯酸甲酯（PMMA）骨水泥能够在髋臼内侧壁破损的情况下提供有效支撑。当髋臼内侧壁大范围缺损时，手术治疗可以通过突出长柄将负重应力从缺损区传

表6-1 髋臼病变Harrington分型

	解剖病理	手术方案
Ⅰ型	• 髋臼外侧皮质、髋臼顶和内侧壁结构完整 • 这些患者骨量充足	• 病灶内肿瘤刮除 • 然后植入臼杯并以传统骨水泥固定
Ⅱ型	• 髋臼内侧壁缺损，不能手术重建	• 肿瘤刮除后的髋臼缺陷重建需要在髋臼上下缘和坐骨内植入防内陷加强杯 • 同时应用骨水泥和螺钉固定髂骨以增强稳定性
Ⅲ型	• 外侧皮质和髋臼壁顶缺损，不能手术重建 • 在坐骨和耻骨溶骨性破坏导致髋臼底功能障碍中常见	• 防内陷加强杯的有效固定不可能实现

导至结构完整的髋臼缘。当更广泛的髋臼骨缺损存在时，如同时累及髋臼内、外侧壁时，可采用内植物进行髋臼重建，比如采用斯氏针联合聚甲基丙烯酸甲酯（PMMA）骨水泥固定突出长柄。股骨近端和髋臼重建的技术要求往往较高，器械失败的情况并不少见。

某些情况下如果不能进行重建，骨盆破坏可以通过髋臼和骨盆切除、下肢截肢进行治疗。还可以采用德尔斯通（Girdlestone）髋关节切除成形术来缓解疼痛，尤其是当患者预后较差时。

3 股骨近端

股骨颈、股骨头或转子间濒临骨折或病理性骨折的治疗通常采用人工股骨头置换术（图6-2）。如果涉及髋臼，则

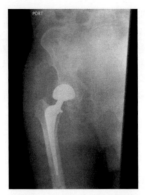

图6-2　原发性肾癌患者接受骨
水泥型双动头人工股骨头假体置
换进行预防性治疗

需要进行全髋关节置换术。股骨粗隆间病变也可以使用髋螺
钉联合侧方钢板并以聚甲基丙烯酸甲酯骨水泥固定的方式进
行稳定。术前需拍摄股骨全长X线片以确保侧方钢板能否覆
盖病变累及的范围。

　　股骨转移病灶直径如<2.5 cm、小于皮质直径的50%并处
于低风险部位（即不在股骨转子下），可通过非手术方法治
疗。股骨转子下为自小转子至骨干交界的近中1/3处。这段
股骨承受了体重带来的巨大轴向应力和股骨头偏心负重造成
的巨大弯曲应力。内侧骨皮质受到压应力而外侧骨皮质受到
张应力。

4　骨干

　　当肿瘤累及股骨骨干，使用髓内装置固定是为了固定股

骨全长（图6-3）。第二代和第三代髓内钉是最常用的，可以固定股骨头。

当肿瘤累及股骨近端时，可采用髓内钉予以固定。濒临骨折时，应使用远端引流孔使骨髓流出从而减少脂肪栓塞的风险。

5　上肢

在上肢骨折中，无论是濒临骨折还是病理性骨折，其治疗方法和预后并无很大差别。肱骨骨折可使用钢板或髓内钉进行内固定（图6-4）。Atesok等研究表明，非扩髓肱骨髓内钉可以提供即刻的稳定性和疼痛缓解，有助于早期手臂功能的恢复。对肱骨病理性骨折使用髓内钉和加压钢板内固定的结果进行比较后，Dijkstra等也得到类似结论。

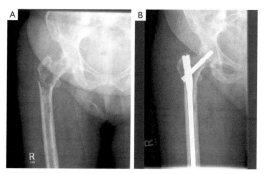

图6-3　（A）一例溶骨性转移病变伴股骨转子间骨折的前后位X线平片；（B）接受髓内钉重建并固定股骨头手术后的前后位X线平片

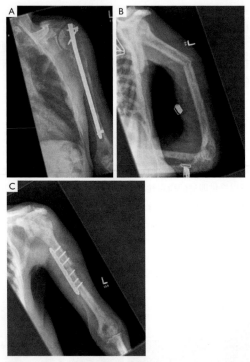

图6-4　（A）左肱骨的髓内钉内固定；（B）左肱骨病理性骨折；（C）左肱骨病理性骨折的钢板内固定

6　脊柱和脊髓压迫

6.1　脊柱转移的手术指征

（1）病理性骨折导致的脊柱不稳定、脊柱畸形进行性加重和/或神经功能受损（图6-5）；

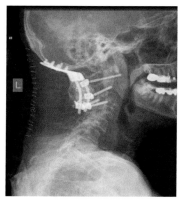

图6-5　66岁乳腺癌患者：颈1、部分颈2椎体上部和齿状突侧方的溶骨性破坏，接受枕部至颈3的融合内固定术

（2）骨转移导致明显的神经压迫症状；

（3）对放疗、化疗或者激素治疗均不敏感的肿瘤；

（4）肿瘤导致无法忍受的疼痛，或其他治疗（放疗、化疗或者激素治疗）均无效。

由于合并疾病或免疫抑制的原因，脊柱手术往往伴随严重的并发症。选择手术时需要考虑患者的预期生存、年龄、原发肿瘤类型、身体一般状况和受累脊椎节段数量等。

Finkelstein等对987例患者进行建模以研究影响生存率的潜在因素。他们定量研究了术后并发症发生率和与较差生存率、较差功能相关的显著危险因素。术后一个月的死亡率为9%，术后三个月的死亡率为29%。原发肿瘤为肺癌（相对危险系数2.65）、患者年龄（每年相对危险系数1.04）是造成患者术后一月内死亡的主要危险因素。

原发肿瘤的类型是决定患者生存率的主要因素。原发肿瘤为乳腺癌和前列腺癌的骨转移患者具有较好的生存率（一年生存率分别为83%和78%）。相反，原发肿瘤为肺癌和胃癌的，一年生存率仅为22%和0%。对危险因素进行定量研究，可以为患者、家属和医生选择治疗措施及更好地理解手术风险、治疗结果提供客观数据。

研究者对脊柱转移患者接受手术治疗后的生活质量改善情况进行了研究。Wei等使用Edmonton症状评估系统（Edmonton Symptom Assessment System，ESAS）（修订后的9个方面关于症状改善的指标）来评估脊柱转移瘤手术对提高患者生活质量的效果。研究显示，手术可以明显减轻患者的疼痛，并且在其他6个方面有显著改善且无反复。手术的主要好处在术后一个月内即可显现并可稳定持续到术后6个月（随访时间）或患者死亡。

腰背痛是晚期肿瘤患者的常见症状，其中10%的腰背痛是脊柱不稳定引起的。这种由机械运动引发的疼痛往往十分剧烈，只有平卧才能缓解。这种疼痛往往需要接受稳定手术才能减轻。尽管手术会造成一定的并发症的发生或增加死亡率，但对于适合手术的患者来说，效果往往非常理想。

研究还评估了术前神经功能损伤对并发症发生率和生存率的影响，并指出术前神经功能受损患者的术后感染率是71%。术前放疗往往会造成患者神经功能受损。其他研究也指出术后感染率的增加和术前放疗存在一定关系。

总之，计划为脊柱转移患者进行手术前，应当了解肿瘤在椎体的位置、脊柱节段、放疗情况、神经功能受损情况和累及脊椎节段等因素。

6.2　脊髓压迫的治疗

20世纪80年代早期，手术是解决脊髓压迫的主要方式。无论转移瘤在脊柱的哪个位置，均采用后路椎板切除术。当脊柱前柱受累时，往往会造成脊柱的不稳定。回顾性和前瞻性研究显示，单独放疗和放疗联合椎板切除术的疗效是相似的，但椎板切除术往往会带来高死亡率和高的并发症发生率。因此，那时传统放疗就成了主要的治疗手段。脊髓压迫常来自脊柱前柱部分，椎板切除术适用于脊柱后部的病灶。

近年来，随着手术方式的飞速发展，完全可以实现在减压的同时进行脊柱结构和稳定性的即刻重建，于是手术仍是脊髓压迫患者一种很好的选择（图6-6）。

2005年，Patchell等首次比较了减压手术联合放疗与单纯放疗对脊柱转移脊髓压迫的影响。随机试验表明，手术联合放疗与单纯放疗相比能使更多患者可以行走（84% *vs.* 57%），且保留行走功能的时间更长（122 d *vs.* 13 d）。此外，与单纯放疗相比，手术联合放疗使更多治疗前不能行走的患者重新恢复了行走能力（62% *vs.* 19%）。

每一位患者的手术入路需要根据肿瘤位置、病理类型及需要重建并稳定的方式来选择。不管是前路手术（如经胸、经腹膜后）、后路手术（如椎板减压、经椎弓根、肋横突切除、外侧入路）或者前后路联合手术，都可以选用。很多研究都显示了手术治疗脊髓压迫的有效性。Wang等和Chen等进行的前瞻性研究，采用侧后方经椎弓根入路联合前路PMMA加斯氏针重建的手术方式对患者进行治疗。这种手术方式分别可以使大部分患者减轻疼痛（96%的患者）并改善或稳定神经功能（80%的患者），均可以使75%术前不能行走的患者重新获得行走能力。

研究表明，前后路联合手术对于胸椎、腰椎肿瘤来说是

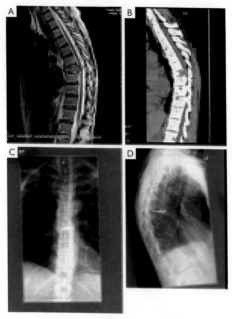

图6-6 （A）胸椎磁共振显示胸8节段脊髓受压；（B）
CT矢状位显示脊柱胸8及多节段转移至骨破坏；（C）术
后正位片；（D）胸8侧后方开放减压及椎体成形术后的
侧位片

安全有效的，可以改善患者的疼痛（96%的患者）和神经功
能（62%的患者）。Abel等对34例胸椎转移并脊髓压迫患者
的研究表明，后路减压固定可以阻止48%的患者的神经功能
损伤，改善39%的患者的神经功能。平均生存时间为15.1个
月。这些数据比其他文献报道要差一些，作者认为这主要是

因为该项研究纳入患者的功能状况较差。

6.3　脊柱转移瘤的术前评分系统

　　为了方便制定脊柱转移瘤的治疗方案，专家们建立了很多预后评分系统（表6-2）。手术适用于预期生存较长的患者（如6~12个月），以更有效地达到长期改善和保持生活质量的目的。而对于预期生存小于3个月的患者，可能不仅不能从手术中获益，反而会增加死亡率和相关并发症。针对患者的生存期，一项包含254例各种类型脊柱转移瘤患者的回顾性研究检测了7个评分系统。结果显示，先放疗再手术患者的手术效果较差，因此治疗方式的选择必须着眼于长期目标，这点是很重要的。每个评分系统将患者分为3~4个预后亚群，不同评分系统对各预后亚群的分析有明显差异。

表6-2　ASTRO指南对脊髓压迫患者接受手术干预的建议纳入标准和排除标准

指标	支持手术联合放疗的因素
影像学	• 单个肿瘤 • 没有内脏或脑转移 • 脊柱不稳定
患者	• <65岁 • KPS≥70 • 预计生存时间>30个月 • 进行性进展的神经症状 • 保留行走能力 • 丧失行走能力<48 h
肿瘤	• 放疗相对不敏感的肿瘤类型（如黑色素瘤） • 原发肿瘤相对进展缓慢（如前列腺癌、乳腺癌、肾癌）
治疗	• 放疗失败

Bauer和改良Bauer评分系统根据预后将患者分为三类：差、一般、好。而其他评分系统仅显示预后差分别与预后一般、预后好之间有明显的统计学差异，但是缺少对预后一般和预后好的群组间分析。因此，Bauer和改良Bauer评分系统是对脊柱转移瘤患者预计生存时间的值得信赖的方法。改良型Bauer评分系统相对简单，仅有4项阳性预后因素，本文作者推荐使用改良Bauer评分系统（表6-3）。

表6-3 改良Bauer评分系统

项目（每项一分）	总分	中位生存时间（月）
（1）无内脏转移	0~1	4.8
（2）孤立性骨转移		
（3）无肺癌	2	18.2
（4）原发肿瘤是乳腺癌或肾癌	3~4	28.4

评分系统可能有助于指导治疗决策，医生还应考虑患者症状（如神经功能损伤、疼痛）。

7 术前栓塞

脊柱或四肢转移性肾癌的固定常常伴有大量出血，通常需要输血。虽然其他肿瘤同样会出现血行转移，但是肾癌的血运更丰富，更容易经血行转移。越来越多的证据表明，在骨转移手术治疗前先行术前栓塞是一种安全可靠的能够减少术中失血的方法（图6-7）。栓塞方法包括使用聚乙烯醇（polyvinyl alcohol，PVA）、弹簧圈和泡沫凝胶。操作应在血管造影室进行，之后应在48~96 h内行手术治疗，否则栓塞血管会再通。Roscoe等研究了肾癌脊柱转移患者术前栓塞的疗效，8例患者接受术前栓塞，20例患者未接受术前栓塞。这8例患者的平均失血量是940 mL，而非栓塞组则是1 975 mL。

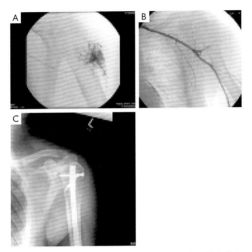

图6-7 （A）栓塞前血管造影显示肱骨近端肾癌转移的血运丰富，有溶骨性病变和濒临骨折；（B）栓塞后血管造影显示新生血管明显减少；（C）使用非扩髓交锁髓内钉治疗骨折的术后X线平片

类似文献也报道指出，在脊髓减压内固定术前进行栓塞是一种安全有效的方法。

8 微创手术

近来，微创手术如椎体成形术（Percutaneous Vertebroplasty，PVP）和椎体后凸成形术（Percutaneous Kyphoplasty，PKP）已替代开放性手术，成为治疗脊柱转移瘤的可选择方法（图6-8）。这类微创手术的目的是恢复脊柱的稳定性，进而减轻不稳定导致的疼痛。对于因合并疾病、多节段病变或

- 500 例手术的结果
  - CT 发现骨水泥渗漏率：55.4%
  - 继发骨折率：17%
  - 并发症发生率：2.8%

- 48 例手术的回顾性队列研究
  - 既往椎体压缩性骨折（vertebral compression fractures，VCFs）患者术后新发 VCFs 的风险：
  - 90 天优势比 OR=6.8
  - 360 天优势比 OR=2.9

图6-8　手术：椎体成形术

严重神经损伤而无法接受有创性脊柱手术的患者，这可能是比较好的治疗选择。

PVP在静脉麻醉下进行。通过椎弓根旁或经椎弓根入路，在实时透视下将PMMA注射入椎体内。PMMA采用半液体状态，可以使渗漏和椎体内压力降至最低。

近来，开放性手术常联合PKP或PVP进行。手术减压后，使用PMMA来增强脊柱前柱支撑力。对于部分病例，使用PMMA还能取代后路内固定术。患者无论是否接受过放疗或耐受情况差，均可以通过单病灶减压联合椎体成形进行脊柱稳定。这样可以消除内固定失败的风险。这种简化方法改善了治疗结果，使得更多患者可以接受手术，而以往多节段固定的并发症发生率却不尽如人意。

转移瘤PVP治疗的并发症发生率约为10%，包括骨水泥渗漏到神经根孔或椎管，导致神经根或脊髓受压等。全身并发症包括肿瘤、骨髓脂肪或骨水泥进入血液循环而引起栓塞。无论如何，通过双平面透视、注射期间"实时"影像监测、增加钡剂浓度以便于观察、骨内静脉造影、限制填充量、轻柔缓慢注射和使用高黏性骨水泥等多种方式，PVP操作相关并发症的发生率已降至最低。虽然采用了以上多种措施，骨水泥渗漏仍常有报道。不过，大部分渗漏较少且实际上并不引起神经症状。

9　预测病理性骨折的风险

1989年，Mirels提出了一项能够预测四肢病理性骨折风险的评分系统。他对78处长骨转移瘤病变进行了回顾性分析，并提出了4项可量化指标（表6-4）。

10　长骨的其他治疗方法

外固定、石膏/支具制动或截肢是治疗骨转移致长骨病理性骨折的可选择方法。前两种方法适用于严重局部病变无法进行内固定、预期生存期较短、通过非手术治疗可以达到充分止痛效果，或因合并疾病而存在手术禁忌的患者。截肢适用于无法重建的四肢病变，尤其是当病变位于肢体远端、特别是足部时，通过安装假肢可以较快地实现症状缓解和功能康复。

表6-4　Mirels评分系统

指标	得分		
	1	2	3
（1）部位	上肢	下肢	转子周围
（2）疼痛程度	轻度	中度	重度
（3）类型	成骨性	混合性	溶骨性
（4）大小	<1/3	1/3至2/3	>2/3

*≤7分，骨折低风险；*8分，骨折风险15%；*9分，骨折风险33%；
*≥9分，需要预防性固定。

推荐文献

[1]   Alvarez, L., Perez-Higueras, A., Quinones, D., et al.（2003）
Vertebroplasty in the treatment of vertebral tumors: post procedural
outcome and quality of life. European Spine Journal, 12, 356-360.

[2]   Finkelstein, J.A., Zaveri, G., Wai, E., et al.（2003）. A population based
study of surgery for spinal metastases survival rates and complications.
Journal of Bone and Joint Surgery（British volume）, 85（7）, 1045-1050.

[3]   Harrington, K.D.（1988）Pathological fractures of the pelvis and
acetabulum. In Orthopaedic management of metastatic bone disease. Ed.
KD Harrington. C.V. Mosby: St. Louis, MO, USA.

[4]   Katzer, A., Meenan, N.M., Grabbe, F., & Rueger, J.M.（2002）.
Surgery of skeletal metastases. Archives of Orthopedic and Trauma
Surgery, 122, 251-258.

[5]   Mirels, H.（1989）. Metastatic disease in long bones: a proposed
scoring system for diagnosing impending pathologic fractures. Clinical
Orthopaedics, 249, 256-264.

[6]   Tomita, K., Toribatake, Y., Kawahara, N., et al.（1994）. Total en
bloc spondylectomy and circumspinal decompression for solitary spinal
metastasis. Paraplegia, 32, 36-46.

[7]   Tokuhasi, Y., Matsuzaki, H., Toriyama, S., et al.（1990）. Scoring
system for the preoperative evaluation of metastatic spine tumor
prognosis. Spine, 15, 1110-1113.

[8]   Wibmer, C., Leithner, A., Hofmann, G., et al.（2011）. Survival
analysis of 254 patients after manifestation of spinal metastases –
evaluation of seven preoperative scoring systems. Spine [Epub ahead of
print].

第七章　全身治疗

1　全身治疗

骨转移的全身治疗，可以针对肿瘤细胞本身以减少肿瘤负荷，也可以直接阻断肿瘤产生的生长因子和细胞因子对宿主细胞的作用。化疗、生物靶向治疗和内分泌治疗均具有直接抗肿瘤的作用，而双膦酸盐和地诺塞麦则是抗骨吸收药物，通过阻止宿主细胞（主要是破骨细胞）对肿瘤产物的作用而达到治疗效果。因此，全身治疗既有直接作用，也有间接作用，需根据肿瘤类型决定治疗方式。

2　双膦酸盐

双膦酸盐的常见适应证有哪些?

（1）通过增强骨质，预防骨相关事件（Skeletal-Related Events，SREs）的发生，最终减少骨折风险；

（2）有助于恢复正常成骨细胞和破骨细胞的活性（对正常骨无影响）；

（3）治疗高钙血症；

（4）对骨转移灶疼痛具有止痛作用。

在过去的15年里，双膦酸盐已经成为现有治疗方法的有效补充（图7-1）。双膦酸盐是焦磷酸类似物，其含磷-碳-磷（Phosphorus-Carbon-Phosphorus，P-C-P）键的中心结构与骨结合，不同侧链决定相对效力、不良反应和具体作用机制。这种结构使双膦酸盐不受温度和多数化学药物的影响，也完全耐受内源性焦磷酸酶的水解作用。两个磷酸基团的氧原子可以协同结合二价金属离子（如钙、镁、铁），增加双膦酸盐与钙质丰富的骨之间的亲和力。侧链中加入伯胺，以及环状结构中的三氮，可明显增强双膦酸盐在体内抗骨吸收的作用。最有效的双膦酸盐类药物包括唑来膦酸、利塞膦酸和米诺膦酸。

给药后，双膦酸盐与骨表面矿盐紧密结合。骨吸收过程中，双膦酸盐被破骨细胞吞噬，继而引起细胞凋亡。

第一代和第二代双膦酸盐，如氯屈膦酸二钠和帕米膦酸二钠，已被证明可减轻乳腺癌骨转移和多发性骨髓瘤引起的骨痛。但是，对于治疗1~2年后的骨痛则无统计学上显著的

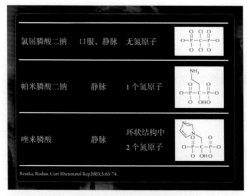

图1　双膦酸盐在加拿大肿瘤学科的应用

减轻作用。静脉应用双膦酸盐后，25%~40%的药物剂量由肾脏排泄，其余由骨摄取。

现在普遍认为，破骨细胞活化是骨转移瘤发生和发展的关键步骤。生化数据表明，骨吸收的重要性不仅体现在典型的溶骨性疾病如多发性骨髓瘤和乳腺癌中，还包括成骨性病变占主导的前列腺癌中。因此，无论何种肿瘤类型，破骨细胞均是治疗骨转移瘤的一个关键治疗靶点。

进入循环系统中的约一半双膦酸盐被骨骼摄取，摄取量很大程度上取决于性别、年龄和首次给药的骨摄取率。不同双膦酸盐的摄取程度也不同。因为骨摄取率很高，在第一次经过骨骼后，循环系统中的双膦酸盐就几乎被完全清除。口服或缓慢静脉注射治疗剂量时，骨外组织几乎没有沉积。未被骨骼吸收的双膦酸盐则会迅速由尿排出。

双膦酸盐结合于骨表面后，新骨可以在双膦酸盐标记的骨表面上生成，形成含有双膦酸盐的新骨复合物。双膦酸盐可以嵌入骨骼中持续很长一段时间，在人体内的滞留期和终末半衰期为1~10年。破骨细胞进行骨吸收时，双膦酸盐从骨骼中释放，虽然这是被动过程（主要为解吸附、外向扩散和离子交换），但也发挥了作用。双膦酸盐被骨释放后，随之被破骨细胞（可能还有其他细胞）吸收，然后再次附着于骨表面，在骨的其他部位再分布，最终从尿液中排泄。

双膦酸盐在骨吸收时进入细胞内，导致破骨细胞凋亡（图7-2）。因为破骨细胞带有一个负电荷，所以双膦酸盐只有被吞噬进入细胞，否则则无法通过细胞膜。含氮双膦酸盐类药物（如帕米膦酸二钠、阿仑膦酸钠和唑来膦酸）通过抑制胆固醇生成过程中的法尼基焦磷酸（Farnesyl diphosphate，FPP）合成酶起作用。非含氮双膦酸盐类药物（如氯屈膦酸二钠）作用机制不同，在细胞内代谢形成类似三磷酸腺苷

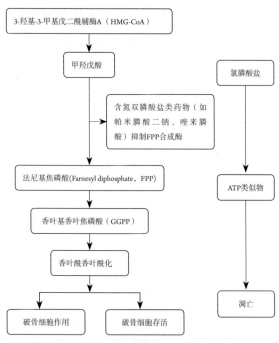

Reszka, Rodan. Curr Rheumatol Rep2003;5:65-74.

图7-2 双膦酸盐类药物的作用机制

（adenosine triphosphate，ATP）的有毒物质。

　　放疗是治疗局部骨痛的主要方法，但是双膦酸盐也具有一定的止痛作用，可以缓解不同肿瘤所致的骨痛。此外，双膦酸盐已成为预防和治疗乳腺癌骨转移和多发性骨髓瘤所致SREs的标准方案。近年来，在前列腺癌、肺癌和其他实体瘤骨转移的治疗中，双膦酸盐同样可以让患者获益。

3 双膦酸盐治疗乳腺癌

3.1 口服双膦酸盐

所有双膦酸盐经口服给药时，生物利用度较差且不一致，必须空腹给药。这是为了防止其与食物中的钙结合，摄入食物会显著影响其吸收。随机研究表明，口服氯膦酸盐对乳腺癌及多发性骨髓瘤具有一定的疗效，而口服伊班膦酸钠对晚期乳腺癌有效。

3.2 **静脉输注双膦酸盐**

目前静脉应用双膦酸盐类药物治疗乳腺癌已有丰富经验，唑来膦酸、帕米膦酸二钠和伊班膦酸钠均具有临床疗效（图7-3，表7-1）。一项入组1 130例晚期乳腺癌患者的随机双盲试验表明，第三代唑来膦酸较帕米膦酸二钠具有明显的优势，可降低20% SREs的发生风险（$P=0.025$）。此外，在接

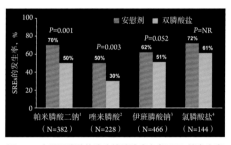

图7-3 应用双膦酸盐治疗的乳腺癌患者SREs的发生率

[1], Hortobagyi et al. J Clin Oncol 1998, 16：2038-2044；[2], Kohno et al. J Clin Oncol 2005, 23：3314-3321；[3], Body et al. Ann Oncol 2003, 14：1399-1405；[4], Tubiana-Hulin et al. Bull Cancer 2001, 88：701-707；NR, 未报道。

表7-1 双膦酸盐治疗晚期乳腺癌骨痛的相关临床试验

双膦酸盐	样本量	研究设计	剂量和方案	结果
氯膦酸盐 Tubiana-Hulin等，2001	144	双盲，安慰剂对照	1 600 mg/d口服，持续1年	显著降低了疼痛（P=0.01）及减少了止痛药的应用（P=0.02）（与安慰剂相比）
帕米膦酸 Hortobagyi等，1998	382	双盲，安慰剂对照	90 mg/3~4 w，静滴，最长2年	9个月及14个月的疼痛评分有显著差异（P≤0.05）
帕米膦酸 Lipton等，2000	754	双盲，安慰剂对照（两项试验的pooled分析）	90 mg静滴，每3~4周，最长2年	2年后两组最终骨痛评分显著高于基线（P=0.007），但帕米膦酸组明显更低（P<0.001）
帕米膦酸 Jagdev等，2001	51	与口服氯膦酸盐相比的对照试验	90 mg/w，静滴，持续4个月	与唑来膦酸相比，3个月及4个月后明显改善了疼痛评分（分别为P=0.05及P<0.012）
唑来膦酸 Kohno等，2005	227	随机，安慰剂对照试验	4 mg/4静滴，持续12个月	平均BPI分数较基线显著下降（P<0.05）

Gralow et al. J Pain Symptom Manage2007; 33: 462-72.

受内分泌治疗的患者中，唑来膦酸与帕米膦酸二钠相比，显著降低了30% SREs的发生风险（P=0.009）。一项对双膦酸盐治疗乳腺癌骨转移的临床试验结果进行的Meta分析表明，唑来膦酸最大程度降低了SREs的发生风险。

对于骨转移女性患者，需每月接受唑来膦酸（4 mg，每3~4周）治疗以抑制骨代谢及降低持续存在的SREs发生风险。该剂量方案的制定是基于较高的骨吸收率以及骨中较高的肿瘤负荷。骨转移患者的药代动力学研究表明，该剂量方案可降低由尿Ⅰ型胶原氨基末端肽（N-telopeptide，NTX）水平代表的骨吸收率，并在整个治疗期间持续抑制NTX水平。

欧洲一项对照试验表明，与安慰剂相比，每月注射伊班膦酸钠可明显减少骨转移致骨相关疾病发生，因而在欧洲，伊班膦酸钠获批用于骨转移的治疗。此外，该研究亦证实患者的疼痛及生活质量在应用伊班膦酸钠后均获得改善。但是，静脉注射伊班膦酸钠的临床疗效目前尚不完全明确，有待于与现有的双膦酸盐药物进行进一步的对照研究。

一项唑来膦酸与伊班膦酸钠对比的Ⅲ期临床试验表明，与伊班膦酸钠相比，唑来膦酸可更好地预防骨相关事件（SREs）发生，虽然这种优势无明显统计学差异。在该项研究中，唑来膦酸组（32%）较伊班膦酸钠组（24%）有更多的患者出现肾毒性。两组颌骨坏死发生率均较低（唑来膦酸组1%，伊班膦酸钠组<1%）。总体而言，两者的不良反应均在可接受范围内，任何一种药物均可使用。

一些临床试验评估了双膦酸盐缓解乳腺癌转移性骨痛的疗效。标准剂量及低于推荐剂量的双膦酸盐，都可以部分缓解转移性骨痛。如表1所示，与安慰剂相比，双膦酸盐在骨疼痛评分中持续表现出显著差异。双膦酸盐的使用还减少了止痛药物的应用。

4　双膦酸盐治疗前列腺癌

截至目前，随机、安慰剂对照试验研究表明，双膦酸盐应用于进展期前列腺癌骨转移患者，并没有使SREs显著降低。但是，对于进展期的激素抵抗性前列腺癌患者，唑来膦酸可以使SREs的发生率降低36%，并明显缓解骨痛症状（图7-4~图7-5）。

唑来膦酸不能使激素敏感性前列腺癌患者获益，亦不能预防该类患者骨转移的发生。近期已结束的一项临床试验（CALGB/CTSU 90202），对比早期给药与标准唑来膦酸方案治疗前列腺癌骨转移的效果。早期方案为雄激素剥夺疗法开始3个月内即给予唑来膦酸，标准方案为确诊为激素抵抗时才给予唑来膦酸。主要终点指标为SREs的发生率。试验结果颇受期待，但目前结果尚未公布。

5　双膦酸盐治疗骨髓瘤和其他类型肿瘤

在转移性骨肿瘤中，唑来膦酸是唯一获批用来治疗乳腺癌、前列腺癌、肺癌、其他实体肿瘤骨转移和多发性骨髓瘤

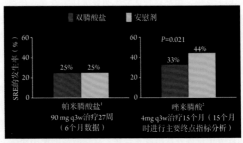

图7-4　激素抵抗性前列腺癌发生骨转移后接受双膦酸盐治疗期间SREs的发生率

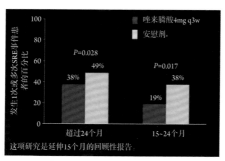

图7-5　激素抵抗（去势抵抗）性前列腺癌骨转移患者接受唑来膦酸治疗后远期SRE发生率

的静脉用双膦酸盐。对于多数多发性骨髓瘤患者，静脉应用双膦酸盐已经成为临床常规。唑来膦酸和帕米膦酸（不是伊班膦酸钠）均显示具有类似的疗效，选择应用何种药物更多地取决于价格和使用的方便性。

双膦酸盐用于其他肿瘤骨转移的治疗，以往报道较少，直到开展了一项随机、安慰剂对照试验。该试验通过对除乳腺癌、前列腺癌以外的其他实体瘤骨转移患者的治疗，发现唑来膦酸能够显著降低约30%的SREs发生风险（$P=0.003$）。

6　双膦酸盐治疗高钙血症

在乳腺癌、肺癌、多发性骨髓瘤患者中，有10%~15%的患者可能会发生恶性肿瘤相关的高钙血症。其中，多发性骨髓瘤大多为原发性骨病变，特别是晚期患者。血钙水平多高才会导致神经系统功能受损至今仍无明确界定，临床可表现为轻度疲乏、迟钝甚至昏迷。常见症状包括多饮多尿、恶心呕吐、便秘、肌肉无力，严重者可以出现心衰、昏迷。本书

第二章对恶性肿瘤相关的高钙血症进行了详述。

有效的抗肿瘤治疗是长期控制高钙血症的最佳措施，但肿瘤负荷常难以得到显著降低，而高钙血症又使晚期、难治性肿瘤变得更加复杂。初始治疗一般需要充分补液、水化，可轻微、短暂地降低血钙水平。这可以减少肾脏对钙的重吸收。只有循环容量已恢复或考虑容量负荷过大时才可以使用利尿药。

水化、双膦酸盐治疗可以简单有效地治疗90%的恶性肿瘤高钙血症。目前，使用双膦酸盐已经取代了其他控制高钙血症的治疗方法。氯膦酸盐、帕米膦酸盐、伊班膦酸和唑来膦酸均已证实对这一特殊情况有效（表7-2）。其他双膦酸盐则疗效不好，或未被充分评估可否用于治疗恶性肿瘤相关的高钙血症。

越来越清楚的是，每种双膦酸盐皆有其自身的理化性质、生物学特点，所以我们并不能根据某个化合物的临床特征去推断另一个化合物。肾功能不全是高钙血症的常见并发症，但需要强调的是，足量的双膦酸盐对肾功能不全患者也是安全的。这不同于持续接受双膦酸盐治疗的骨转移患者。此外，严重的高钙血症继发肾功能衰竭的患者的肾功能获得改善也很常见。

复发性高钙血症是难以控制的并发症，双膦酸盐疗效不佳，尤其是对于原发于乳腺以外的肿瘤患者更是如此。复发性高钙血症是由于骨吸收和肾小管钙重吸收的增加所导致的，可能伴发肿瘤进展。

一旦出现复发，就需要增加双膦酸盐的剂量。但是，大剂量成功应用的数据有限。因此，应用双膦酸盐治疗复发性难治性高钙血症的可能性有限，患者仅可暂时获益。

目前，还正在研究应用地诺塞麦治疗高钙血症。

表7-2　治疗高钙血症的推荐给药方案

双膦酸盐	推荐剂量	疗效
氯膦酸盐（皮下）	600~1 500 mg，给药4~30 h后无明显差别	• 总反应率不超过50%，中位持续时间为2周
帕米膦酸（静脉）	60 mg（轻度高钙血症） 90 mg（中重度高钙血症，输注时间超过2~4 h）	• 有效率>90%（中位持续时间为4周） • 仅当血钙>12 mg/dL、肾小管钙重吸收增高时，表现为剂量-效应关系 • 疗效优于氯膦酸盐 • 肾功能不全时无需减少剂量
伊班膦酸盐（静脉）	2 mg（Ca≤12 mg/dL） 6 mg（Ca>12 mg/dL）	• 有效率85%（轻度高钙血症） • 有效率77%（中重度高钙血症） • 治疗中重度高钙血症时优于帕米膦酸 • 肌酐清除率<30 mL/min时建议减少剂量至2 mg
唑来膦酸（静脉）	4 mg（Ca≥12 mg/dL）输注>5 min	• 有效率88% • 治疗中重度高钙血症时优于帕米膦酸 • 肌酐清除率<30 mL/min时不建议使用

7　双膦酸盐治疗骨痛

双膦酸盐除了可以预防SREs外，还可以减轻一些患者的骨痛（图7-6）。Wong等对30项随机对照试验进行了Meta分析（n=3 682），发现应用双膦酸盐缓解骨痛的优势比（odds ratio，OR），在4周和12周时分别为2.21和2.49。减少止痛药

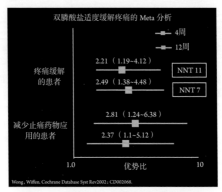

图7-6　双膦酸盐治疗骨转移所致的骨性疼痛

*因不良反应而暂停用药：OR 8.53（95% CI：1.25~58），NNH 16；括号内数字是95%可信区间；NNT=需治数（译者注：防止1例不良事件发生或得到1例有利结果需要治疗的病例数）；NNH=病例数（译者注：指出现1例不良事件发生需要治疗的病例数）。

物应用的优势比，在4周和12周时分别为2.81和2.37。这表明双膦酸盐可以适度地缓解疼痛。

8　双膦酸盐的不良反应

双膦酸盐对骨有高亲和力，能在循环中被快速清除，因此通常耐受性好，不良反应较轻。但是，当剂量明显大于抑制骨吸收的剂量或输注速度过快时，则可能发生毒性反应（表7-3）。

8.1　肾安全性

静脉给药的双膦酸盐仅通过肾小球滤过被清除，因此

表 7-3　双膦酸盐相关不良事件汇总

不良事件	发生率	可能机制
急性反应：发热与肌痛（静脉给药）	15%~30%，持续1~2 d	• 全身细胞因子骤升
消化道症状（口服给药）	剂量依赖	• 局部毒性 • 药物在饭前、用一杯水吞服，吞服后直立至少30分钟，可显著降低食道症状
肾毒性，肌酐升高（静脉给药）	2%~8%（罕见但后果严重）	• 由于双膦酸盐经肾脏快速清除，快速静脉给药会造成高药物浓度 • 危险因素：脱水，已存在肾损伤，合并使用肾毒性药物
下颌骨坏死（ONJ）（主要见于静脉给药）	0.83%~7%（罕见但后果严重）	• 机制不明 • 危险因素：牙科疾病/口腔不良卫生，化疗，激素类药物，沙利度胺

肾功能不全的患者在接受双膦酸盐治疗期间发生肾不良反应的风险更大。更值得注意的是，发生转移的患者往往体质较差，且更可能同时使用对肾功能有害的药品。因此，为保证肾安全性，指南中规定，所有双膦酸盐类药物治疗期间需保证足够的水化并定期监测肾功能，所有双膦酸盐均应按推荐的剂量和输注时间静脉给药，因此不推荐快速或大剂量输注。但对某些双膦酸盐药物，如唑来膦酸、伊班膦酸，可以作适当的剂量调整。因此，肾功能不全的患者仍可以安全地使用这些药物。

8.2 下颌骨坏死

下颌骨坏死（osteonerosis of the jaw，ONJ）是晚期肿瘤患者接受双膦酸盐药物治疗期间少见的不良事件。最新的ONJ定义标准是，口腔内暴露的骨经经6周合理治疗后仍不能愈合。包括多发性骨髓瘤、乳腺癌及前列腺癌患者的数据表明，ONJ的发生率是0.6%~0.7%。ONJ的发生机制可能与多种因素相关，其中在双膦酸盐治疗期间，有创性牙科治疗会增加ONJ的发生风险。因此，必要的牙科治疗应在开始双膦酸盐治疗前进行，在治疗期间应避免有创性牙科治疗。

目前没有足够的证据支持暂停使用双膦酸盐有利于ONJ的好转。因此需根据每个ONJ患者的个体情况决定是否暂停双膦酸盐治疗。很多研究证实，预防性牙科治疗和保持良好的口腔卫生可以进一步降低ONJ的发生。与已发生骨转移的患者相比，早期肿瘤患者的ONJ发生率似乎更低。

美国口腔颌面外科医师协会推荐，在双膦酸盐治疗前进行口腔检查、拔除不可修复的牙齿，拔牙后2~3周再开始双膦酸盐治疗。双膦酸盐治疗期间应避免有创性牙科治疗。如果治疗不可避免，则在治疗前后3个月不进行双膦酸盐治疗。对于早期病变，建议使用抗菌漱口水，如0.12%洗必泰。对于中期病变，建议加用全身抗生素进行治疗。对于晚期病变，建议使用抗生素和进行病变清理。总之，ONJ是少见的不良事件，保守治疗可以解决问题。

9 骨保护剂（Bone-Modifying Agents，BMAs）使用指南

美国临床肿瘤学会（American Society of Clinical Oncology，ASCO）对双膦酸盐的使用制订了共识性指南（表7-4）。每项指南，都必须考虑患者的一般状况和整体预后而作出临床判断。

表 7–4 美国临床肿瘤学会（ASCO）对乳腺癌骨转移患者使用 BMAs 的临床指南

临床问题	建议
用BMAs减少SREs风险的适应证	• 已证实有骨转移的患者，地诺塞麦120 mg皮下注射每4周1次，90 mg帕米膦酸静滴（超过2 h），或唑来膦酸4 mg静滴（超过15 min）每3~4周1次 • 女性患者X线平片显示正常，但骨扫描和CT扫描异常或MRI显示骨质破坏，应使用BMAs • 女性患者只有骨扫描结果异常而X线、CT或MRI无骨质破坏，不推荐使用BMAs，临床试验除外 • 尚无足够的证据支持一种BMA的疗效优于其他BMA
BMAs对有骨外转移而无骨转移患者起什么作用	• 女性患者有骨外转移而无骨转移时，不推荐使用BMAs • 上述情况下静脉使用双膦酸盐和其他BMAs的研究不充分，新的临床试验应予关注
BMAs的肾脏安全性	• 对于血清肌酐清除率>60 mL/min的患者，不需要改变剂量、输液时间、帕米膦酸二钠或唑来膦酸的给药间隔 • 肾功能减退患者使用BMAs的评估暂不完全 • 基线血肌酐清除率≥30和<60 mL/min，唑来膦酸使用剂量应参考药品说明书 • 应避免帕米膦酸二钠输液时间<2 h或唑来膦酸输液时间<15 min • 每次使用帕米膦酸二钠和唑来膦酸之前应监测血肌酐；应定期监测血清钙、磷、镁、电解质、血细胞比容/血红蛋白 • 肌酐清除率<30 mL/min或接受透析的患者每4周使用地诺塞麦120 mg引起低钙血症的风险尚未被评估；肌酐清除率异常的患者应监测血清钙

续表7-4

临床问题	建议
BMAs类药物应用的最佳持续时间	• 一旦开始使用BMAs，就应持续使用，除非有证据显示患者一般状况严重下降；临床应判断一般状况严重下降的原因 • 尚无证据评估在1个或多个不良SREs后停用BMAs的结果
使用BMAs时下颌骨坏死（ONJ）的安全性	• ONJ少见，但一些严重情况可能与使用BMAs有关 • 所有肿瘤患者在开始破骨细胞抑制剂治疗前应接受牙科检查、进行必要的预防性评估，除非有特殊原因不能进行牙科评估 • 在使用破骨细胞功能抑制剂时，患者应保持最好的口腔卫生；否则，应尽可能避免涉及下颌骨或骨膜的有创性牙科治疗
用药的最佳间隔时间	• 乳腺癌患者如X线片显示骨质破坏，地诺塞麦120 mg皮下注射，每4周1次，帕米膦酸二钠90 mg，静脉滴注（超过2 h），或唑来膦酸4 mg，静脉滴注（超过15 min），每3~4周1次
使用BMA监测骨代谢标志物的作用	不推荐在使用BMA时把监测生化标志物作为常规，包括指导之前没有SREs的患者进行治疗、预测治疗反应、指导调整BMA治疗或独立预测未来骨折的发生

续表7-4

临床问题	建议
BMAs在控制骨转移继发性疼痛中的作用	• 应在疼痛出现时就参照现行的标准进行癌性骨疼痛管理，并与BMA治疗相协同。这是良好临床实践所必需的。
	• 标准疼痛管理包括使用非甾体抗炎药（NSAIDs）、阿片类和非阿片类止痛药、糖皮质激素、辅助药物、介入治疗、全身放射性药物、放射治疗、外科手术
	• BMAs是控制癌性骨疼痛的一种辅助剂，不推荐作为治疗癌性疼痛的一线药物
	• 静脉应用帕米膦酸二钠和唑来膦酸可能缓解癌症骨转移引起的疼痛，与镇痛治疗、全身化疗、放疗和/或激素治疗合用可以进一步缓解疼痛
	• 对照试验表明，BMAs有利于控制中度疼痛

BMA，骨保护剂；SRE，骨相关事件；ONJ，下颌骨坏死；NSAIDs，非甾体类抗炎药。

指南指出，虽然双膦酸盐不会影响乳腺癌的总体生存，但可以明显减少SREs。所有多发性骨髓瘤及影像学确诊为乳腺癌骨转移的患者，都应自确诊之时起就无限期地使用双膦酸盐。对于前列腺癌骨转移，使用双膦酸盐治疗的推荐方案和相关指南见表7-5~表7-7。

9.1　双膦酸盐注意事项

9.1.1　双膦酸盐治疗时发生SRE如何处理？

SRE的发生并不意味着治疗失败或需要停止治疗。目前，已经证实双膦酸盐不仅可以推迟首次SRE的发生，还可以推迟SREs再发和降低继发并发症的发生率。但是，最近

表7-5　唑来膦酸治疗前列腺癌的推荐给药方案

患者组	使用唑来膦酸	给药方案
激素抵抗性前列腺癌合并骨转移瘤	推荐	<ul><li>4 mg/3~4 w，静滴时间至少15 min</li><li>基线肌酐清除率<60 mL/min的患者应降低初始剂量</li><li>如果正常基线肌酐上升≥0.5 mg/dL或异常基线肌酐上升≥1 mg/dL，应暂停调整剂量，直到肌酐恢复至基线值的10%以内</li></ul>
激素敏感性前列腺癌或无骨转移的激素抵抗性前列腺癌	目前不推荐	—————

表7-6　加拿大泌尿协会（Canadian Urological Association，CUA）对前列腺癌骨转移的治疗指南

患者组	建议
双膦酸盐	<ul><li>去势抵抗性前列腺癌骨转移的患者，推荐唑来膦酸4 mg，静脉滴注，每3~4周1次，预防SREs</li></ul>
地诺塞麦	<ul><li>去势抵抗性前列腺癌骨转移患者的另一种全身治疗的选择</li></ul>
姑息性放疗	<ul><li>前列腺癌骨转移往往对放疗敏感</li><li>大多数男性患者对骨骼病灶放疗时可部分或完全有效</li></ul>

Ⅳ，静脉内给药；SREs，骨相关事件。

表7-7　美国国立综合癌症网络（National Comprehensive Cancer Network，NCCN）对前列腺癌使用双膦酸盐的指南

状况	建议	
	双膦酸盐治疗	姑息性放疗
CRPC成骨性和/或其他转移，PSA升高	推荐用于预防SREs	减轻骨转移疼痛的有效手段
预防骨转移	无作用	无作用

CRPC，去势抵抗性前列腺癌；PSA，前列腺特异性抗原。

一项研究表明，患者使用帕米膦酸二钠或氯膦酸盐疗效不满意时，改用更强效的药物（如唑来膦酸）可能是一个合适选择。Clemons等进行了一项Ⅱ期临床试验，31例接受帕米膦酸二钠或氯膦酸盐治疗的乳腺癌患者，出现进展性骨转移或SREs。受试者改为唑来膦酸4 mg/m治疗后，疼痛严重程度显著降低（$P<0.001$），骨代谢的尿标记物显著降低（$P=0.008$）。

虽然双膦酸盐的临床效果非常明显，但仅仅阻止了一部分SREs的发生，还有部分患者发生了骨转移却未发生SREs。因此，目前还无法预测哪类患者需要进行双膦酸盐治疗或是否能够从中获益。

我们需要制定双膦酸盐治疗骨转移的开始和停止的标准。对骨转移患者而言，每月静脉注射需要安排协调和一定的经济费用，应参考一些实证性建议决定是否接受治疗。此时，应考虑肿瘤类型和分期、患者预期寿命、SRE发生的可能性，以及使用双膦酸盐的成本效益，进一步分析以确定最佳治疗策略，以最大限度地发挥药物疗效。一项关于转移瘤压迫脊髓的研究表明，放疗时使用唑来膦酸能显著提高局部控制率（$P=0.024$）和总体控制率（$P=0.008$）。患

者接受唑来膦酸和放疗与只接受放疗相比，1年局部控制率分别为87%和75%（ $P=0.016$ ），1年生存率分别为60%和52%（ $P=0.17$ ）。

9.1.2 其他实体肿瘤

对于其他肿瘤和症状性骨转移的患者，如果骨是主要转移部位，应考虑接受唑来膦酸治疗，尤其是预后较好的患者（生存时间>6个月）。肾细胞癌患者的治疗效果似乎更好。

10 地诺塞麦

随着我们对骨细胞和肿瘤细胞之间信号通路机制的理解加深，许多靶向药物已经进入临床研发阶段。这些包括RANK配体（receptor activator for nuclear factor-κB ligand，RANK-L）抑制剂、组织蛋白酶K（骨吸收过程必需的一种来源于破骨细胞的蛋白酶）抑制剂、甲状旁腺激素相关蛋白（parathyroid hormone-related protein，PTHrP）和Src激酶（一种原癌基因酪氨酸激酶，为破骨细胞形成过程中的关键因子）。其中，目前最有前景的是RANK-L抑制剂。

地诺塞麦是一种完全人源性单克隆抗体，具有很高的亲和性和特异性，通过与RANK配体结合并使其失效，从而抑制破骨细胞功能和骨吸收（图7-7）。地诺塞麦被批准用于治疗绝经后骨质疏松及预防骨转移所致SREs。其在多发性骨髓瘤中的应用正在进一步研究中。对于多发性骨髓瘤和乳腺癌患者，地诺塞麦单次剂量皮下注射可以快速、持续地抑制骨代谢。

10.1 剂量探索研究

随后的Ⅱ期剂量探索研究（图7-8），为Ⅲ期临床试验

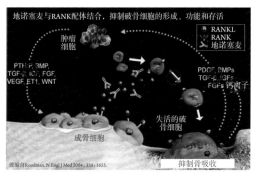

图7-7　地诺塞麦的作用机制

PTHP，甲状旁腺激素相关蛋白；BMP，骨形态发生蛋白；TGF-β，β-转化生长因子；IGF，胰岛素样生长因子；FGF，成纤维细胞生长因子；VEGF，血管内皮生长因子；ET1，内皮素1；PDGF，血小板衍生长因子；BMPs，骨形态发生蛋白；TGF-β，β-转化生长因子；IGFs，胰岛素样生长因子；FGFs，成纤维细胞生长因子。

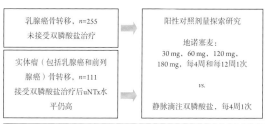

主要终点	120 mg/180 mg，每4周1次，uNTx受到快速且持续的抑制
骨相关事件	地诺塞麦治疗降低SREs风险无显著性趋势
安全性	无剂量依赖或相关的安全事件

图7-8　RANKL抑制剂Ⅱ期研究总结

设定了120 mg每4周1次的治疗方案。大于推荐剂量给药并未增加>90%尿 I 型胶原氨基末端肽/肌酐（NTx/Cr）抑制的患者比例。正如地诺塞麦用于骨转移患者 III 期临床试验结果所示，该药显著延缓了SREs在多种实体瘤中首次发生的时间。

2012年，Doshi等进一步研究了地诺塞麦的最佳剂量。研究对6项正在进行的临床研究中373例出现骨转移的实体瘤患者进行了分析。采用单次或多次皮下注射剂量（自30 mg~180 mg），每4周或12周给药一次，最长持续时间为3年。借助统计模型，该研究进一步证实，120 mg，每4周1次是抑制NTx/Cr的最佳剂量。

11 地诺塞麦与唑来膦酸治疗乳腺癌的比较

一项对晚期乳腺癌骨转移患者进行的 II 期临床研究表明，地诺塞麦，120 mg，每4周给药1次为最佳给药剂量。该剂量已应用于后续的 III 期临床试验中（图7-9）。

Stopeck等进行的一项随机、双盲的国际研究，对比了地诺塞麦和唑来膦酸在乳腺癌骨转移患者中延缓或预防SREs（病理性骨折、骨放疗或骨手术、或脊髓压迫）发生的疗效（图7-10~图7-13）。患者被随机分组，包括每4周1次皮下注射地诺塞麦120 mg组和静脉应用安慰剂组（$n=1\ 026$）或静脉应用唑来膦酸4 mg组和皮下注射安慰剂组（$n=1\ 020$）。同时，反复嘱咐患者每日补充钙剂和维生素D。

主要观察终点是研究期间首次出现SRE的时间。研究发现，地诺塞麦组在两个方面的结果均优于唑来膦酸组，包括延缓研究期间首次SRE出现时间（$P=0.01$）、延缓首次和后续（多个）SREs出现时间（$P=0.001$）。此外，在降低骨代谢标志物，包括尿 I 型胶原氨基末端肽（简称尿N-端肽，NTx）、纠正尿肌酐以及骨特异性碱性磷酸酶（bone-

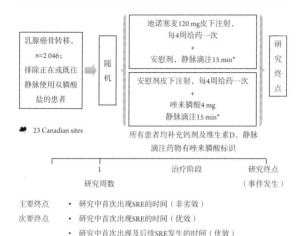

主要终点 · 研究中首次出现SRE的时间（非劣效）

次要终点 · 研究中首次出现SRE的时间（优效）

· 研究中首次出现及后续SRE发生的时间（优效）

Stopeck A et al. European Journal of Cancer Supplements, Vol 7, No 3, September 2009, Page 2. Abstract 2LBA and Oral Presentation.

图7-9 Ⅲ期试验：地诺塞麦 vs. 唑来膦酸治疗晚期乳腺癌骨转移

specific alkaline phosphatase，BSAP）等方面，地诺塞麦均具有更大优势。

两组总生存率、疾病进展以及不良事件（adverse events，AEs）发生率相似。唑来膦酸组出现肾功能不全和急性期反应的更多，而地诺塞麦组出现低钙血症的更多。下颌骨坏死发生率较少，两组无显著性差异（地诺塞麦组2%，唑来膦酸组1.4%；P=0.39）。这项研究表明，在延缓或预防乳腺癌骨转移患者SREs方面，地诺塞麦优于唑来膦酸。这为患者提供了另一种治疗选择，地诺塞麦与双膦酸盐一起被纳入了ASCO指南中的"骨保护剂"。

地诺塞麦普遍耐受性良好，皮下注射方便，无需监测肾功能。

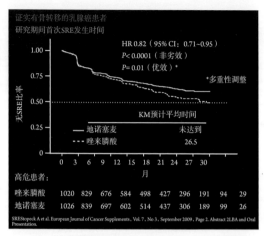

图7-10　主要研究终点的Kaplan-Meier（KM）曲线

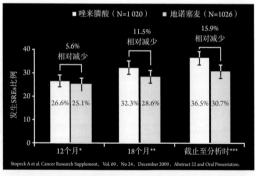

Stopeck A et al. Cancer Research Supplement, Vol. 69, No 24, December 2009, Abstract 22 and Oral Presentation.

图7-11　乳腺癌骨转移患者的SRE发生率：每个评估时间点，与唑来膦酸组相比，地诺塞麦组发生1个或多个SREs的患者更少 *，49周；**，73周；***，研究时间=34个月、中位研究时间：17个月。

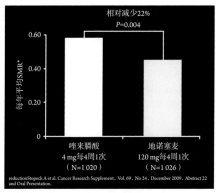

图7-12 乳腺癌骨转移患者的骨相关发病率（SMR）

*，SMR=每个受试者的SREs发生次数（每3周评估中允许发生1次），以受试者的风险时间区分。

一项对乳腺癌骨转移患者所有不良反应的研究，探讨了$P<0.05$的组间差异。图7-13中的森林图显示了所有$P<0.05$的相关不良事件，左边所列不良反应更多发生于唑来膦酸组，地诺塞麦组少见。

发热、骨痛、关节痛、贫血、寒战、疼痛、肾功能衰竭、消化不良和腰椎骨折等更多见于唑来膦酸组，至少比地诺塞麦组多2%。牙痛和低钙血症更多见于地诺塞麦组，至少比唑来膦酸组多2%。

Martin等对Stopeck所分析的相同患者群进行二次分析发现，除可延缓SREs外，与唑来膦酸组患者相比，地诺塞麦组（较唑来膦酸组多10%）在健康相关生活质量方面有明显改善（FACT-G总分增加≥5分），与基线疼痛严重程度无关。

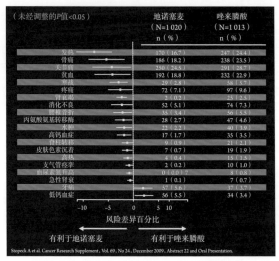

（未经调整的P值<0.05）	地诺塞麦 （N=1 020） n（%）	唑来膦酸 （N=1 013） n（%）
发热	170（16.7）	247（24.4）
骨痛	186（18.2）	238（23.5）
关节痛	250（24.5）	291（28.7）
贫血	192（18.8）	232（22.9）
寒战	29（2.8）	58（5.7）
疼痛	72（7.1）	97（9.6）
肾衰竭	2（0.2）	25（2.5）
消化不良	52（5.1）	74（7.3）
腰椎骨折	35（3.4）	56（5.5）
丙氨酸氨基转移酶	28（2.7）	47（4.6）
水肿	22（2.2）	40（3.9）
高钙血症	17（1.7）	35（3.5）
脊柱转移	9（0.9）	21（2.1）
皮肤色素沉着	7（0.7）	19（1.9）
高热	4（0.4）	15（1.5）
支气管痉挛	2（0.2）	10（1.0）
血尿素氮升高	0（0.0）7	8（0.8）
急性肾衰	1（0.1）	7（0.7）
牙痛	57（5.5）	37（3.7）
低钙血症	56（5.5）	34（3.4）

风险差异百分比

有利于地诺塞麦 ← → 有利于唑来膦酸

Stopeck A et al. Cancer Research Supplement, Vol. 69, No 24, December 2009, Abstract 22 and Oral Presentation.

图7-13　两组乳腺癌骨转移患者之间不良事件的差异

11.1　地诺塞麦与唑来膦酸对乳腺癌患者疼痛干扰的比较

Cleeland等使用简明疼痛量表（Brief Pain Inventory-Short Form，BPISF），分析了疼痛对日常功能活动的影响（图7-14）。这项比较地诺塞麦与唑来膦酸应用于晚期乳腺癌骨转移患者的随机、双盲、Ⅲ期临床试验，研究了两类药物对患者主诉疼痛干预的差异（图7-15~图7-17）。与唑来膦酸相比，对基线轻度疼痛或无痛的患者，地诺塞麦可以防止疼痛加重并明显降低疼痛干扰，并可显著改善日常功能。地诺塞麦组患者的疼痛干扰加重的间隔时间更长、疼痛干扰减轻的起效时间更短。更少的地诺塞麦组患者需要从不用或低级别镇痛药物改为强阿片类镇痛药物（图7-18）。

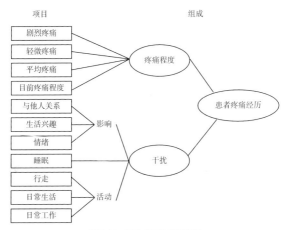

图7-14　BPI-SF概念架构图

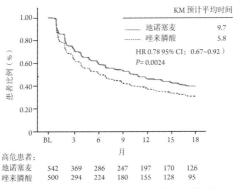

图7-15　地诺塞麦和唑来膦酸应用于疼痛预防的对比

与唑来膦酸组相比，地诺塞麦组基线评估时没有或轻度疼痛（0～4分）的患者发展为剧烈疼痛（>4分）的时间显著延长了4个月。

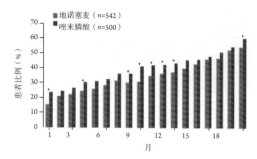

图7-16 地诺塞麦和唑来膦酸应用于疼痛预防的对比
与唑来膦酸组相比，地诺塞麦组基线没有或轻度疼痛
（0~4分）的患者较少出现疼痛加重

12 地诺塞麦与唑来膦酸治疗前列腺癌的比较

研究表明，与安慰剂相比，接受雄激素剥夺治疗的无
转移前列腺癌患者，使用地诺塞麦可显著增加骨密度、降低
骨折发生。一项Ⅲ期安慰剂对照、随机双盲试验表明，与安
慰剂相比，地诺塞麦可延长前列腺癌患者无骨转移存活时间
（bone metastasis-free survival，BMFS）平均4.2个月。此外，
还可显著延迟首次骨转移的出现时间。进一步分析表明，
安慰剂组患者PSA的更短的倍增时间（PSA doubling time，
PSADT）与更短的BMFS相关。地诺塞麦可以延长BMFS、延
迟骨转移发生及降低骨转移或死亡风险，这进一步表明其对
于具有高进展风险的PSADT亚组患者具有更好的效果。

研究者对地诺塞麦与唑来膦酸治疗前列腺癌骨转移患者
的疗效进行了对比。Fizazi等实施了一项Ⅲ期双盲随机试验，
旨在评估地诺塞麦相比唑来膦酸治疗晚期前列腺癌骨转移患
者是否更为有效。总计1 904例患者接受了每4周1次地诺塞

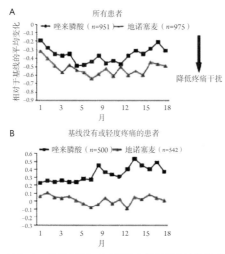

图7-17　地诺塞麦和唑来膦酸应用于疼痛控制的对比：在疼痛较基线平均变化对日常活动影响方面，两组平均变化大体上与观察到的总疼痛干扰相符，提示整个过程中疼痛干扰的下降；地诺塞麦组较唑来膦酸组有更大的下降幅度

麦（120 mg，皮下注射）或唑来膦酸（4 mg，静脉注射）给药。由于是双虚拟试验设计，患者还接受了静脉或皮下安慰剂用药。主要终点为研究中首次发生SRE时间，从而评估其非劣效性。次要终点为评估相同结果的优效性。

在首次SRE发生中位时间方面，地诺塞麦组（20.7个月）较唑来膦酸（17.1个月）更长，（非劣效性比较P=0.0002；优效性比较P=0.008）（图7-19）。

地诺塞麦组发生后续SRE的平均时间更长（图7-20）。

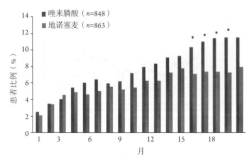

图7-18　两组患者应用止痛药物情况对比：由不用或应用低级别止痛药更换为强阿片类药物（非麻醉性止痛药）的患者比例；与唑来膦酸组相比，地诺塞麦组每天由低级别止痛药更换为强阿片类药物的患者更少

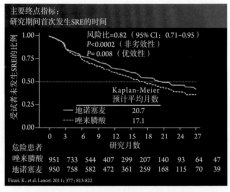

图7-19　两组患者首次发生SRE时间对比

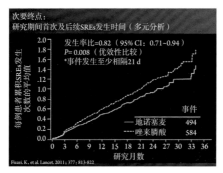

图7-20　两组患者首次及后续SREs发生时间对比

除了地诺塞麦组低钙血症发生率稍高（地诺塞麦组13%，唑来膦酸组6%）以外，两组不良反应发生率相近（表7-8）。下颌骨坏死在地诺塞麦组（2%）与唑来膦酸组（1%）差异不明显（P=0.09）。这些研究结果表明，地诺塞麦在预防SREs发生方面优于唑来膦酸，可作为去势抵抗性前列腺癌患者发生骨转移的治疗新选择。

地诺塞麦与唑来膦酸治疗前列腺癌疼痛干扰的比较

　　Patrick等的一项研究，采用简明疼痛评估量表（BPI-SF）评估了疼痛干扰对患者日常活动功能的影响（图7-21~图7-22）。这项随机、双盲Ⅲ期临床试验对比了地诺塞麦与唑来膦酸治疗发生骨转移的去势抵抗性前列腺癌患者的效果，对患者主诉的疼痛干扰数据进行了分析。结果表明，与唑来膦酸组相比，地诺塞麦组改善疼痛干扰的持续性更好。研究过程中，地诺塞麦组患者改用强阿片类药物镇痛的例数更少（图7-23）。两组受试者改善疼痛干扰的时间（定义为

表7–8 不良反应汇总

患者发生率	地诺塞麦组 （n=943）n%	唑来膦酸组 （n=945）n%
不良反应（AE）	916（97）	918（97）
两组常见不良反应		
贫血	337（36）	341（36）
背痛	304（32）	287（30）
食欲减弱	267（28）	274（29）
恶心	272（29）	245（26）
疲乏	257（27）	222（23）
常见不良反应事件评价标准 （CTCAE）分级为3或4级AEs	678（72）	628（66）
严重AEs	594（63）	568（60）
AEs导致治疗中止	164（17）	138（15）
感染性AEs*	402（43）	375（40）
急性反应（前3天）	79（8）	168（18）
肾脏AEs[†]	139（15）	153（16）
下颌骨坏死（ONJ）累积发生率[‡]	22（2）	12（1）
第一年	10（1）	5（1）
第二年	22（2）	8（1）
低钙血症	121（13）	55（6）
新原发恶性肿瘤	18（2）	10（1）

低血钙发生率比较，地诺塞麦组 [121（13%）] 较唑来膦酸组 [55（6%）] 更多。CTCAE，常见不良反应事件评价标准；*，基于医学辞典规范性 [ICH 国际医学用语词典（MedDRA），12.1 版] 感染与传染的系统器官分级分类；[†]，包括肾衰、血肌酐升高、急性肾衰、肾功能受损、血尿素升高、慢性肾衰、尿少、高肌酐血症、无尿、氮质血症、肾肌酐清除率下降、尿量减少、血肌酐异常、蛋白尿、肾小球滤过率降低及肾炎；[‡]，P=0.09。Fizazi K. et al. *Lancet*. 2011；377：813-822

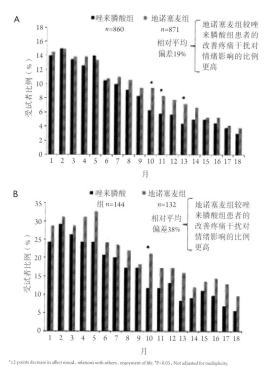

*≥2-points decrease in affect mood , relations with others , enjoyment of life. *P<0.05, Not adjusted for multiplicity.

图7-21　按月评估相比基线值的疼痛干扰得到改善的患者比例：相比唑来膦酸组，地诺塞麦组患者疼痛干扰对情绪影响明显降低

（A）所有患者；（B）疼痛基线值为零或轻度的患者。

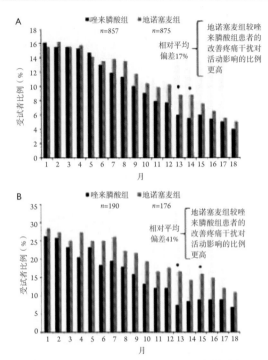

*≥2-points decrease in activity，general activity，walking ability，normal work *P<0.05，Not adjusted for multiplicity.

图7-22　按月评估相比基线值的疼痛干扰得到改善的患者比例：相比唑来膦酸组，地诺塞麦组患者疼痛干扰对活动的影响明显降低
（A）所有患者；（B）疼痛基线值为零或轻度的患者。

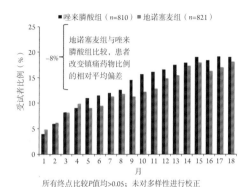

所有终点比较P值均>0.05；未对多样性进行校正

图7-23　两组患者应用止痛药物强度变化的对比：由不用或使用低级别止痛药物（非麻醉性止痛药）转为强阿片类药物的患者比例；平均而言，相比唑来膦酸组，地诺塞麦组使用强止痛药物的比例<8%

较基线值≥2分）比较无显著差异。

13　地诺塞麦和唑来膦酸治疗晚期肿瘤或骨髓瘤的比较

　　Fizazi等的一项剂量探索的Ⅱ期临床试验纳入晚期实体瘤（包括前列腺癌和乳腺癌）骨转移患者。这些患者使用双膦酸盐后仍然有较高水平的NTx值。这项试验和另一项由Lipton等的Ⅱ期临床试验（只纳入乳腺癌骨转移患者）研究发现，最佳使用剂量为120 mg，每4周1次。

　　Henry等的一项随机双盲试验，比较了地诺塞麦与唑来膦酸对晚期肿瘤、骨转移（排除乳腺癌和前列腺癌）或多发性骨髓瘤患者在延缓和预防SREs方面的效果（图7-24）。1 776例患者被随机分为地诺塞麦120 mg组和静

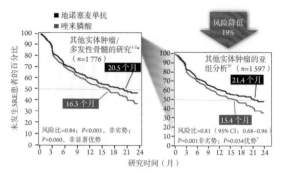

图7-24 对除多发性骨髓瘤的实体瘤进行亚组分析：地诺塞麦可以降低首次SRE发生的风险

脉应用安慰剂组以及唑来膦酸4 mg组（根据肾功能损伤情况进行调整）和皮下注射安慰剂组，每4周用药一次。同时，强烈推荐患者每日补充钙剂及维生素D。试验的主要终点是患者首次出现SREs时间，包括病理性骨折、骨相关手术或放疗、脊髓压迫等。

在延缓首次SRE出现时间方面，地诺塞麦不差于唑来膦酸（P=0.0007）。尽管地诺塞麦有靶向性优势，但是它在延缓首次SRE出现时间方面与唑来膦酸相比无统计学差异（P=0.06，多因素调整后）。入组患者只有一小部分为多发性骨髓瘤，除去这部分患者的亚组分析显示地诺塞麦具有优势。目前，地诺塞麦并未被推荐用于多发性骨髓瘤。两组间的总生存率和疾病进展率是类似的。地诺塞麦组较多出现低血钙，而唑来膦酸组更多出现的是急性期反应、肾脏不良事件以及血清肌酐升高。两组中患者的下颌骨坏死率都比较低（表7-9，图7-25）。

表7-9　不良反应汇总

	地诺塞麦 （n=878）	唑来膦酸 （n=878）
不良反应（AEs）	841（96）	842（96）
两组中最常出现的不良反应		
贫血	242（28）	286（33）
恶心	248（28）	266（30）
乏力	211（24）	220（25）
呼吸困难	220（25）	200（23）
便秘	191（22）	214（24）
通用毒性标准分级3、4、5级	673（77）	702（80）
严重不良反应	552（63）	581（66）
导致治疗终止的严重不良反应	91（10）	109（12）

Henry D et al. European Journal of Cancer Supplements, Vol. 7, No. 3, September 2009，Page 11.

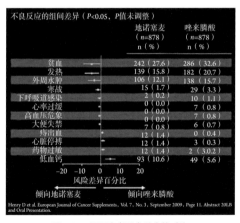

图7-25　两组患者不良反应的对比

此项Ⅲ期随机对照试验的二次分析中，两组均持续使用FACT-G对患者健康相关的生活质量进行评估。结果表明，两组之间FACT-G总分值以及分量表分值都没有差异。

综合分析3项Ⅲ期随机试验，比较地诺塞麦与唑来膦酸治疗乳腺癌、前列腺癌或其他实体瘤（除乳腺癌、前列腺癌）以及多发性骨髓瘤，以确定地诺塞麦在所有的晚期肿瘤及多发性骨髓瘤中的总体疗效。结果表明，地诺塞麦可以延缓首次SRE的发生，平均延缓时间为8.21个月，同时可以降低SREs发生风险17%[危险比，0.83（95% CI：0.76~0.90）；$P<0.001$]。另外，两组发生下颌骨坏死的比例都很低。接受唑来膦酸和地诺塞麦治疗的患者，下颌骨坏死发生的比例分别为1.3%和1.8%。两组下颌骨坏死的发生率没有显著性差异。

这些结果表明，地诺塞麦皮下注射方便、不用监测肾功能、无需调整剂量，为晚期肿瘤骨转移或多发性骨髓瘤患者提供了一种新的用药选择。

14 从双膦酸盐到地诺塞麦的转变

众所周知，骨转移瘤患者尿Ⅰ型胶原氨基末端肽（uNTx）的升高可预测SREs及肿瘤的进展。Fizazi等的一项Ⅱ期临床试验中（图7-26~图7-29），将111例骨转移瘤患者随机分为两组，一组继续静脉应用双膦酸盐类药物，另一组改为皮下注射地诺塞麦。所有静脉应用双膦酸盐8周及以上的患者仍然有过度骨吸收，其uNTx水平高于50 nM/mMCr。

当这些静脉应用双膦酸盐后体内uNTx水平仍升高的患者换用地诺塞麦后，uNTx水平则恢复到正常。两组不良事件的发生率相似，而地诺塞麦组在研究期间出现SREs的患者更少。该研究也存在局限，非盲试验本身可能会对治疗的结果

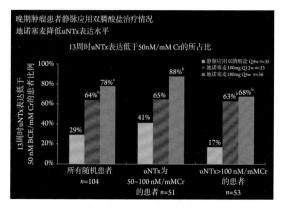

图7-26 各组在降低uNTx表达水平方面的对比

[a]，P<0.01 *vs.* 静脉应用双膦酸盐；[b]，P≤0.05 *vs.* 静脉应用双膦酸盐。

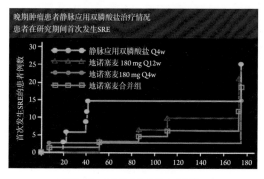

图7-27 首次发生SRE的患者例数

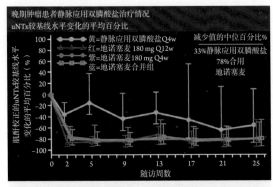

图7-28　uNTx较基线水平变化的平均百分比

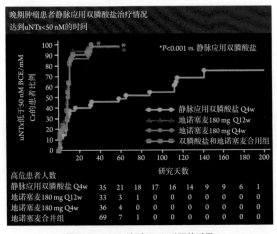

图7-29　uNTx达到50 nM以下的时间

包括安全性造成偏倚。此外，由于患者样本量较少，在多发性骨髓瘤和其他实体瘤之间比较地诺塞麦和双膦酸盐的疗效比较困难。

对双膦酸盐疗效不好的患者，改用地诺塞麦可能是一个很适合且性价比高的方法。骨代谢标志物检测结果提示，这种改变可以使患者获益。

15　地诺塞麦使用指南

正如本章节前面所提到的，美国临床肿瘤学会（ASCO）共识推荐：地诺塞麦可用于预防实体瘤骨转移时出现的SREs，但目前尚未指定用于多发性骨髓瘤患者SREs的预防。实体瘤骨转移患者预防SREs使用地诺塞麦的推荐剂量为120 mg，每4周皮下注射1次。

很多文章评论指出，地诺塞麦的研究结果令人鼓舞，为临床治疗提供了一个新选择，但也产生了一些新问题，需要更多的研究去明确。与所有药物一样，费用是选择骨保护剂的重要因素之一。关于地诺塞麦的长期有效性和安全性仍然值得关注。双膦酸盐和地诺塞麦发生特定毒性反应的频率存在差异。唑来膦酸具有较强的肾毒性，地诺塞麦的低钙血症发生率是正常情况的2倍，两类药物使用后患者出现下颌骨坏死的几率相似。因此，临床专家应综合考虑上述因素，为每一位患者选择最适合的骨保护剂。

16　化疗

有关乳腺癌骨转移的细胞毒性药物及生物治疗的研究，近年来取得了很多进展。化疗对骨转移的疗效仅是部分缓解，平均缓解期为9~12个月。依患者或临床问题的差异而选择合适的药物和疗程，以取得最好的疗效。对于广泛骨病变的患者，化疗风险较高，主要是由于肿瘤代替了有功能的骨髓及先前放疗的影响，使得骨髓耐受性降低，需要使用造血生长因子以保证化疗的安全。

尽管多发性骨髓瘤患者的化疗缓解率较高，但是仍会发生骨相关的并发症。有时患者主观症状明显改善，骨愈合却很少见。即使疾病控制维持了数月或数年，溶骨性破坏仍然存在。近年来新的药物提供了更多选择，并使多发性骨髓瘤的临床进程转变为慢性。生殖细胞肿瘤及淋巴瘤发生骨转移提示预后不良。尽管如此，化疗仍是常用疗法。对化疗相对耐药的实体瘤，如非小细胞肺癌或黑色素瘤，现有化疗方案的作用有限，但这类肿瘤患者发生骨转移后，从放疗及双膦酸盐中会有更多获益。目前，更多有效的治疗方案不断出现，包括治疗肾细胞癌的血管生成抑制剂、小分子和抗体等，这些治疗方案正在肿瘤领域迅速发展。

17 激素治疗

对于发生转移的乳腺癌患者，激素治疗仍是初始治疗的可选方案，除非是雌激素受体阴性或合并广泛内脏受累。对于这两种情况，化疗是初始全身治疗的可选方案。特异性的内分泌治疗适用于绝经期的患者，有反应的患者通常可以获得症状缓解（包括骨痛），并可能恢复至从前的活动状态。通常，内分泌治疗的反应平均时间约为15个月。但对于使用一线激素治疗的骨转移患者，反应期长达数年之久的情况也并不少见。

在前列腺癌患者中，至少80%的肿瘤呈现一定程度的激素应答，应答平均时间约为2年。晚期前列腺癌患者往往是老年人，通常一般状况差，对化疗的耐受性低。最近的研究发现，多西他赛可以改善内分泌抵抗患者的生存率，可以审慎地使用。

18　靶向治疗

靶向治疗通过干扰肿瘤生长所必需的特异性分子来阻断肿瘤细胞的生长。这与细胞毒性药物干扰快速细胞分裂不同。靶向治疗的这种特异性使其比细胞毒性药物具有更好的耐受性。骨转移过程中生长因子发挥着重要作用，根据生物学原理可以使用靶向药物治疗骨转移。靶向治疗对骨转移的有效性，还需要进一步研究。

推荐文献

[1]　Aapro, M.S.(2011). Denosumab for bone metastases from breast cancer: a new therapy option? Journal of Clinical Oncology, 29 (14), e419-e420.

[2]　Adami, S., Bhalla, A.K., Dorizzi, R., et al.(1987).The acute-phase response after bisphosphonate administration.Calcified Tissue International, 41, 326-331.

[3]　Boisser, S., Ferreras, M., Peyruchaud, O., et al.(2000). Bisphosphonates inhibit breast and prostate carcinoma cell invasion, an early event in the formation of bone metastasis. Cancer Research, 60, 2949-2954.

[4]　Bouganim, N., & Clemons, M.J.(2011). Bone-targeted agents in the treatment of bone metastases: RANK outsider or new kid on the block? Future Oncology, 7 (3), 381-383

[5]　Coleman, R.E.(2009). Adjuvant bisphosphonates in breast cancer: are we witnessing the emergence of a new therapeutic strategy? European Journal of Cancer, 45, 1909-1915.

[6]　Doshi S., Sutjandra L., Zheng J., et al.(2012). Denosumab dose

selection for patients with bone metastases from solid tumors.Clinical Cancer Research, 18（9）, 2648-2657.

[7] Fizazi, K., et al.（2011）. Denosumab versus zoledronic acid for treatment of bone metastases in men with castration-resistant prostate cancer: A randomized, double-blind study. Lancet, 5, 813-822.

[8] Fizazi, K., Lipton, A., Mariette, X., et al.（2009）. Randomized phase II trial of denosumab in patients with bone metastases from prostate cancer, breast cancer, or other neoplasms after intravenous bisphosphonates.Journal of Clinical Oncology, 27（10）, 1564-1571.

[9] Fornier, M.N.（2010）. Denosumab: second chapter in controlling bone metastases or a new book? Journal of Clinical Oncology, 28（35）, 5127-5131

[10] Hadji, P.（2011）. Managing bone health with zoledronic acid: a review of randomized clinical study results. CLIMACTERIC, 14, 321-332.

[11] Henry, D.H., Costa, L., Goldwasser, F., et al.（2011）.Randomized, double- blind study of denosumab versus zoledronic acid in the treatment of bone metastases in patients with advanced cancer（excluding breast and prostate cancer）or multiple myeloma.Journal of Clinical Oncology, 29（9）, 1125-1132.

[12] Lin, J.H.（1996）. Bisphosphonates: A review of their pharmacokinetic properties. Bone, 18, 75-85.

[13] Lipton, A.（2008）. Emerging role of bisphosphonates in the clinic – antitumor activity and prevention of metastasis to bone.Cancer Treat Reviews, 34, S25-S30.

[14] Lipton, A., Steger G., Figueroa J., et al.（2008）. Extended efficacy and safety of denosumab in breast cancer patients with bone metastases not receiving prior bisphosphonate therapy. Clinical Cancer Research, 14, 6690-6696.

[15] Lipton A., Fizazi K., Stopeck A.T., et al.（2012）. Superiority of denosumab to zoledronic acid for prevention of skeletal-related events: a combined analysis of 3 pivotal, randomised, phase 3 trials. European Journal of Cancer, 48（16）, 3082-3092

[16] Major, P., Lortholary, A., Hon, J., et al.（2001）.Zoledronic acid is

superior to pamidronate in the treatment of hypercalcemia of malignancy: a pooled analysis of two randomized, controlled clinical trials. Journal of Clinical Oncology, 19, 558-567.

[17] Machado, M., Cruz, L.S., Tannus, G., et al.(2009). Efficacy of clodronate, pamidronate, and zoledronate in reducing morbidity and mortality in cancer patients with bone metastasis: a meta-analysis of randomized clinical trials. Clinical Therapeutics, 31, 962-979.

[18] Martin M., Bell R., Bourgeois H., et al.(2012). Bone-related complications and quality of life in advanced breast cancer: results from a randomized phase III trial of denosumab versus zoledronic acid. Clinical Cancer Research, 18 (17), 4841-4849.

[19] Paule, B. &Brion, N.(2010). Efficacy of sunitinib in patients with renal cell carcinoma with bone metastases.Anticancer Research, 30 (12), 5165- 5168.

[20] Pavlakis, N., Schmidt, R., &Stockler, M.(2005). Bisphosphonates for breast cancer.Cochrane Database of Systematic Reviews, 3, CD003474.

[21] Saad F., Brown J.E., Van Poznak C., et al.(2012). Incidence, risk factors, and outcomes of osteonecrosis of the jaw: integrated analysis from three blinded active-controlled phase III trials in cancer patients with bone metastases. Annals of Oncology, 23 (5), 1341-1347.

[22] Smith M.R., Saad F., Coleman R., et al.(2012). Denosumab and bone-metastasis-free survival in men with castration-resistant prostate cancer: results of a phase 3, randomised, placebo-controlled trial. Lancet, 379 (9810), 39-46.

[23] Smith M.R., Saad F., Oudard S., et al.(2013). Denosumab and bone metastasis-free survival in men with nonmetastatic castration- resistant prostate cancer: exploratory analyses by baseline prostate- specific antigen doubling time. Journal of Clinical Oncology, 31 (30), 3800-3806.

[24] Stopeck, A.T., Lipton, A., Body, J., et al.(2010). Denosumab compared with zoledronic acid for the treatment of bone metastases in patients with advanced breast cancer: a randomized, double-blind study. Journal of Clinical Oncology, 28 (35), 5132-5139.

[25] Vadhan-Raj S., von Moos R., Fallowfield L.J., et al.(2012). Clinical

benefit in patients with metastatic bone disease: results of a phase 3 study of denosumab versus zoledronic acid. Annals of Oncology, 23（12）, 3045-3051.

[26] Van Poznak, C.H., Temin, S., Yee, G.C., et al.（2011）.American Society of Clinical Oncology Executive summary of the clinical practice guideline update on the role of bone-modifying agents in metastatic breast cancer.Journal of Clinical Oncology, 29（9）, 1221-1227.

[27] West, H.（2011）. Denosumab for prevention of skeletal-related events in patients with bone metastases from solid tumors: incremental benefit, debatable value. Journal of Clinical Oncology, 29（9）, 1095-1098.

第八章　镭–223

氯化镭–223（镭–223）是一种靶向α辐射源，可以选择性地结合到骨转移患者的骨代谢增高区并发射短程高能α粒子（图8-1）。镭–223与新生骨（特别是成骨性转移）结合，释放高能α粒子诱导双链DNA断裂，造成靶区局部的细胞毒性作用（图8-2）。同时，α粒子的短程穿透性也意味着对相邻的健康组织和骨髓的毒性作用较小。

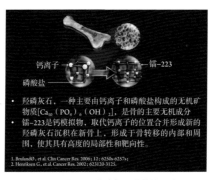

钙离子 →　　　　　　　→ 镭–223

磷酸盐

- 羟磷灰石，一种主要由钙离子和磷酸盐构成的无机矿物质[$Ca_{10}(PO_4)_6(OH)_2$]，是骨的主要无机成分
- 镭–223是钙模拟物，取代钙离子的位置合并形成新的羟磷灰石沉积在新骨上，形成于骨转移的内部和周围，使其具有高度的局部性和靶向性。

1. Bruland Ø, et al. Clin Cancer Res. 2006; 12：6250s–6257s；
2. Henriksen G, et al. Cancer Res. 2002；623120-3125.

图8-1　镭–223优先靶向骨转换区域

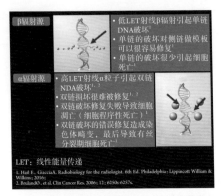

图8-2　镭-223高能 α 粒子使其周围细胞双链DNA破坏同时最低程度损伤邻近细胞

　　目前，镭-223只被试用于治疗去势抵抗性前列腺癌和转移性乳腺癌的患者。镭-223靶向作用于成骨性转移，上述两类就是典型的成骨性转移。

1　剂量探索研究

　　一项 II 期临床试验针对去势抵抗性前列腺癌骨转移的患者进行了剂量探索研究。随机将122例患者分为3组，注射剂量分别为25 kbq/kg、50 kbq/kg和80 kbq/kg，每6周一次，共注射3次。本研究的主要终点指标是比较随机接受不同剂量治疗的患者的PSA变化。次要终点指标包括安全性、耐受性、总生存率、疼痛、骨碱性磷酸酶（ALP）和首次骨相关事件（SRE）出现时间。

　　PSA的变化在成对的剂量组比较中（与基线相比降低≥50%）无显著性差异（P>0.05）。随着剂量的增加，PSA

发生变化的患者比例显著增加。ALP的变化在25 kBq/kg组和50 kBq/kg组之间（P=0.0001，Bonferroni校正因子3）以及25 kBq/kg组和80 kBq/kg组之间有显著性差异（P<0.0001，Bonferroni校正因子3），但是在50 kBq/kg组和80 kBq/kg组之间没有显著性差异（P=1.0，未校正）。在骨相关事件方面，每个剂量组在发生SREs类型和数量方面没有显著性差异。虽然没有显著性差异，但在各时间点，更多50 kBq/kg剂量组的患者在疼痛反应方面好于其他两组。

三组均有令人满意的安全性，除了胃肠道不良事件的轻微增加之外，没有观察到剂量反应。然而，4个严重不良事件均在80 kBq/kg剂量组中发生。关于生存率，不同剂量组之间的死亡患者比例（P=0.31）或死亡时间（P=0.44）均无显著性差异。

另一项Ⅱ期临床试验针对去势抵抗性前列腺癌骨转移接受外照射治疗的患者。治疗组每4周按50 kBq/kg剂量共接受4次镭-223治疗，对照组使用安慰剂。研究表明，镭-223治疗组与安慰剂组相比提高了总生存率（P=0.066），降低了SRE。首次SRE出现时间与调整基线协变量风险比为1.75。治疗中，ALP的平均相对变化在治疗组为-65.6%，安慰剂组为9.3%（P<0.0001）。

这些Ⅱ期剂量探索研究证实了镭-223的安全性和有效性。根据Ⅱ期试验证实镭-223可以提高总生存率，一项Ⅲ期临床试验将采用每4周一次50 kBq/kg的剂量进行研究。

2 镭-223在前列腺癌的应用

2.1 镭-223 vs. 安慰剂的Ⅲ期临床研究

Ⅲ期临床试验纳入症状性去势抵抗性前列腺癌患者，对比镭-223与安慰剂的治疗效果（图8-3）。所有患者合并有

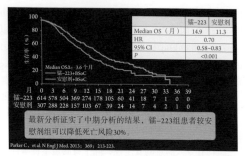

图8-3　Alapharadin治疗症状性前列腺癌（ALSYMPCA）
研究：最新分析

ALSYMPCA，Alpharadin在有症状的前列腺癌；BSoC，最佳护理标准；CI，置信区间；HR，风险比；OS，生存率。

两个或多个骨转移灶，但无内脏转移，包括已经接受、不宜接受或拒绝接受多西他赛化疗的患者。根据血清总ALP水平（<220 U/L *vs.* ≥220 U/L）、双膦酸盐使用状况（是 *vs.* 否）及接受多西他赛治疗状况（是 *vs.* 否）进行分组。随机分为镭-223治疗组（镭-223 50 kBq/kg静脉注射联合标准治疗）或安慰剂组（安慰剂联合标准治疗）。治疗方案为6次，每4周注射1次。该研究在19个国家、136个医学中心进行，计划随访3年。

2.2　总生存

镭-223组受试者的平均总生存时间为14.9个月，安慰剂组为11.3个月。镭-223组死亡风险降低30%（*P*<0.001）。在镭-223组，54%的患者死亡，而在安慰剂组这一比例为64%。研究表明，镭-223对总生存的影响与所有亚组基本一致。因此，该试验被提前中止。

2.3 ALP 及 PSA 反应

与安慰剂组相比，镭–223组患者的总ALP和PSA水平升高的时间延长。镭–223组患者随ALP水平变化（≥30%减少，$P<0.001$）而出现相应反应的比例更高。此外，16%的镭–223组和6%的安慰剂组患者的PSA下降30%或更多（$P<0.001$）。最后一次注射后4周，14%的镭–223组和4%的安慰剂组患者的PSA持续下降（$P<0.001$）（图8–4~图8–5）。

2.4 不良事件（Adverse Events，AEs）

镭–223具有较高的安全性。与安慰剂组对比，镭–223组发生任何级别AEs（93% *vs.* 96%）、3或4级AEs（56% *vs.* 62%）、严重AEs（47% *vs.* 60%）及由于AEs而中断药物治疗（16% *vs.* 21%）的患者比例均较低（表8–1~表8–2）。

- ALP反应

  相比对照组，镭–223组患者的总ALP反应率（总ALP降低值≥30%；$P<0.001$）及恢复正常（$P<0.001$）的比例更高

- PSA反应

	镭–223	安慰剂	P值
12周时血清PSA水平降低值≥30%	16%	6%	<0.001
治疗结束（最后一次注射后4周）血清PSA水平降低值≥30%	14%	4%	<0.001

Parker C, et al. N Engl J Med. 2013；369：213-223

图8–4 ALSYMPCA研究有效性：生物标记物

ALP，碱性磷酸酶；ALSYMPCA，Alpharadin应用于症状性前列腺癌；PSA，前列腺特异性抗原。

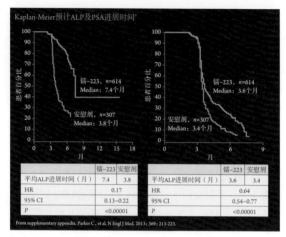

From supplementary appendix. Parker C, et al. N Engl J Med. 2013; 369; 213-223.

图8-5　ALSYMPCA研究：最新分析

ALP，碱性磷酸酶；ALSYMPCA，Alpharadin在有症状的前列腺癌；CI，置信区间；HR，风险比率；PSA，前列腺特异性抗原；ᵃ，方案分析；治疗12周后评估。

2.5　症状性骨相关事件

在该Ⅲ期试验中，要确定病理性骨折定义是否有症状，如此骨相关事件重新命名为症状性骨事件（SSE）。镭-223组患者出现SSE的平均时间为15.6个月，安慰剂组为9.8个月。两组相比，Kaplan-Meier预计发生首次SSE时间存在显著性差异（P<0.001）（图8-6）。相比安慰剂，次要有效终点进一步支持镭-223治疗给患者带来更大益处（图8-7）。

各事件分类分析表明，镭-223组与安慰剂组比较，患者需接受外照射放疗（EBRT）时间（P=0.001）及发生脊髓压迫的时间（P=0.025）存在明显差异。然而，发生症状性病理性

表 8-1 ALSYMPCA 研究：最新分析，任一组超过 5% 的受试者出现不良事件的患者例数

不良事件	镭 -223（n=600）				安慰剂（n=301）			
	分级 n（%）	3级 n（%）	4级 n（%）	5级[a] n（%）	分级 n（%）	3级 n（%）	4级 n（%）	5级[a] n（%）
血液系统 AEs								
贫血	187（31）	65（11）	11（2）	0	92（31）	37（12）	2（1）	1（<1）
血小板减少症	69（12）	20（3）	18（3）	1（<1）	17（6）	5（2）	1（<1）	0
中性粒细胞减少症	30（5）	9（2）	4（1）	0	3（1）	2（1）	0	0
非血液系统 AEs								
便秘	108（18）	6（1）	0	0	64（21）	4（1）	0	0
腹泻	151（25）	9（2）	0	0	45（15）	5（2）	0	0
恶心	213（36）	10（2）	0	0	104（35）	5（2）	0	0
呕吐	111（18）	10（2）	0	0	41（14）	7（2）	0	0
虚弱	35（6）	5（1）	0	0	18（6）	4（1）	0	0
疲乏	154（26）	21（4）	3（1）	0	77（26）	16（5）	0	0
健康水平下降	27（4）	9（2）	2（<1）	5（1）	21（7）	8（3）	2（1）	2（1）
末梢水肿	76（13）	10（2）	0	0	30（10）	3（1）	1（<1）	0

续表8-1

不良事件	镭-223 (n=600)				安慰剂 (n=301)			
	分级 n(%)	3级 n(%)	4级 n(%)	5级[a] n(%)	分级 n(%)	3级 n(%)	4级 n(%)	5级[a] n(%)
肺炎	18(3)	9(2)	0	4(1)	16(5)	5(2)	2(1)	0
尿路感染	47(8)	7(1)	0	0	28(9)	4(1)	1(<1)	1(<1)
体重下降	69(12)	4(1)	0	0	44(15)	5(2)	0	0
食欲不振	102(17)	9(2)	0	0	55(18)	2(1)	0	0
味觉减弱	35(6)	2(<1)	0	0	13(4)	0	0	0
骨痛	300(50)	120(20)	5(1)	0	187(62)	74(25)	3(1)	0

AE, 不良事件: ALSYMPCA, ALpharadin治疗症状性前列腺癌研究; [a], 仅1例5级血液系统不良事件可能与试验药物相关: 镭-223组中1例患者出现血小板减少; Parker C, et al. N Engl J Med. 2013; 369:213-223。

表8-2　ALSYMPCA研究：最新分析，任一组超过5%的受试者出现不良事件的患者例数（续）

不良事件	镭-223 (n=600)				安慰剂 (n=301)			
	分级 n（%）	3级 n（%）	4级 n（%）	5级 n（%）	分级 n（%）	3级 n（%）	4级 n（%）	5级 n（%）
非血液系统 Aes								
肌无力	9（2）	2（<1）	1（<1）	0	17（6）	6（2）	0	0
病理性骨折	22（4）	13（2）	0	0	15（5）	8（3）	1（<1）	0
恶性肿瘤进展	77（13）	9（2）	4（1）	55（9）	44（15）	4（1）	1（<1）	33（11）
头晕	43（7）	2（<1）	0	0	26（9）	2（1）	0	0
脊髓压迫	25（4）	14（2）	6（1）	1（<1）	23（8）	16（5）	1（<1）	0
失眠症	27（4）	0	0	0	21（7）	1（<1）	0	0
血尿	30（5）	7（1）	0	0	15（5）	3（1）	0	0
尿潴留	25（4）	9（2）	0	0	18（6）	6（2）	0	0
呼吸困难	49（8）	10（2）	1（<1）	1（<1）	26（9）	7（2）	0	3（1）

与安慰剂组组对比，镭-223组治疗中发生任何级别AEs（93% vs. 96%），3或4级AEs（56% vs. 62%），严重AEs（47% vs. 60%）及由于AEs而中断药物治疗（16% vs. 21%）的患者比例均较低。AE，不良事件；ALSYMPCA，治疗症状性前列腺癌研究；ᵃ仅1例5级血液系统不良事件可能与试验药物相关；镭-223组中出现1例血小板减少症；Parker C，et al. N Engl J Med. 2013; 369:213-223。

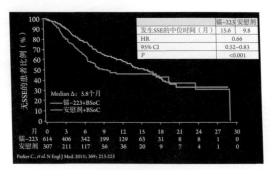

图8-6　ALSYMPCA研究：Kaplan-Meier预计首次SSE时间的
最新分析

ALSYMPCA，治疗症状性前列腺癌（ALSYMPCA）研究；BSoC，标准治
疗；CI，可信区间；HR，危险比；SSE，症状性骨事件。

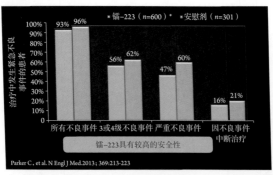

图8-7　与安慰剂组相比，镭-223组治疗中发生SAEs或由于AEs发
生而中断治疗的患者比例较低*

*，最新分析：安全人群由接受超过1次治疗的患者构成；安慰剂组
中1例患者接受了一次镭-223注射（0周）并纳入了镭-223安全性分
析；AE，治疗中出现的不良事件。

骨折的时间（ $P=0.095$ ）及接受外科干预的时间（ $P=0.0479$ ）无明显差异。

2.6　镭-223的有效性与安全性

相比安慰剂组，随机分组至镭-223组的受试者死亡风险降低30%，生存期延长3.6个月。这表明，镭-223能显著延长发生骨转移的去势抵抗性前列腺癌患者的总生存时间。此外，其他所有次要有效终点指标均有利于镭-223组。研究发现了临床最相关的次要终点指标，即首次出现SSE时间显著延长，镭-223组患者较安慰剂组延长5.8个月（图8-8~图8-9）。

镭-223延迟患者发生SRE事件的时间，并降低SREs事件数量[a]

SRE事件	事件出现时间（镭-223联合标准治疗 vs. 安慰剂联合标准治疗）		发生一次SRE事件患者的例数（%）	
	P值[b]	HR（95% CI）	镭-223+BSoC（ $n=614$ ）	安慰剂+BSoC（ $n=307$ ）
外照射放疗	0.001	0.67（0.53~0.85）	186（30）	105（34）
脊髓	0.025	0.52（0.29~0.93）	24（4）	21（7）
病理性骨折‡	0.095	0.62（0.35~1.09）	32（5）	20（7）
外科干预	0.479	0.72（0.28~1.82）	12（2）	7（2）

‡，病理性骨折定义为症状性骨折。其他许多研究也包括影像学证实的无症状性骨折，可通过放射学检查明确。因此，FDA将ALSYMPCA SREs重命名为症状性骨事件（SSE），因为这与临床关系更密切。

图8-8　ALSYMPCA：根据各事件分类，首次出现SRE时间a

*，在ALSYMPCA研究中，与安慰剂相比，镭-223可延迟首次发生SRE的时间HR=0.658（95% CI 0.52~0.83）； $P<0.001$ ；[a]，最新分析；[b]，没有调整多样性；SSE，症状性骨相关事件；BSoC，标准治疗；HR，危险比。

次要有效终点指标	镭-223 （n=614）	安慰剂 （n=307）	风险比 （95% CI）	P值
首次出现SSE中位时间 （月）	15.6	9.8	0.66 （05.2~0.83）	<0.001
总ALP水平升高的中 位时间（月）	7.4	3.8	0.17 （0.13~0.22）	<0.001
PSA水平升高的中位 时间（月）	3.6	3.4	0.64 （0.54~0.77）	<0.001
总ALP反应（降低 ≥30%），降低例数/ 总例数（%）	233/497（47）	7/211（3）	—	<0.001
总ALP恢复正常，正 常例数/总例数（%）[a]	109/321（34）[a]	2/140（1）[a]	—	<0.001

所有重要的次要有效终点指标均支持镭-223（联合标准治疗）相比安慰剂（联合标准治疗）给患者带来更多益处。

Parker C, et al. N Engl J Med.2013; 369: 213-223.

图8-9 ALSYMPCA：最新分析，重要的次要有效终点指标
ALP，碱性磷酸酶；ALSYMPCA，治疗症状性前列腺癌研究；BSoC，标准治疗；CI，可信区间；PSA，前列腺特异性抗原；SSE，症状性骨事件；[a]，仅纳入总ALP基线水平升高的受试者。

镭-223的安全性高，镭-223组患者AEs发生率均明显低安慰剂组。镭-223组患者因出现AEs而中断药物治疗的患者例数更少。最后，两组出现临床相关的血液系统AEs无差异。

2.7 镭-223对疼痛的效果

接受镭-223治疗患者因骨痛需要首次EBRT治疗的时间显著延长（P=0.00012），因骨痛需要EBRT治疗的患者减少33%。

接受镭-223治疗的患者总生存时间延长。与安慰剂组相比（62%），镭-223组（50%）发生不良事件——骨痛的

患者更少。不良事件发生率的估计，定义为每例患者一年发生不良事件数。镭-223组的骨痛发生率为1.63（95% CI：1.46~1.82），安慰剂组为2.55（95% CI：2.24~2.91）。同样，与安慰剂组相比，接受镭-223治疗的患者发生骨痛的可能性降低36%（$P<0.0001$）（图8-10）。

类似地，镭-223组与安慰剂组比较，前者首次需要使用阿片药物的时间明显延长（$P=0.0023$），需要使用阿片类药物的比例降低38%（图8-11~图8-12）。镭-223组患者的关于生活质量的疼痛自我评分也明显降低。

同样，镭-223不仅延长了患者的生存时间，还降低了骨痛发生率。这些体现在使用阿片类药物的延迟与减少、因骨

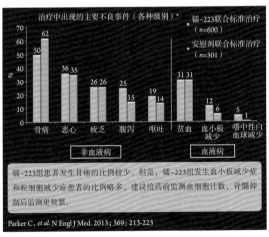

图8-10　镭-223组患者治疗中出现的不良事件严重程度主要为轻、中度，持续时间较短，与安慰剂组相当[+]

[+]，最新分析；*，镭-223组中常见的治疗中出现的不良事件。

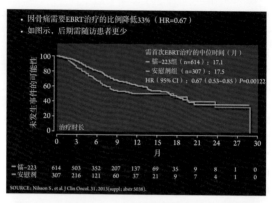

图8-11　镭-223显著延迟患者因骨痛需首次EBRT治疗的时间

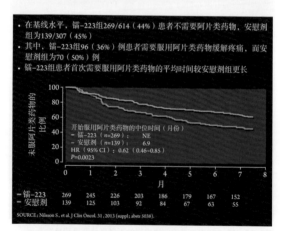

图8-12　镭-223组患者首次需要服用阿片类药物的时间更长

痛需要EBRT治疗的时间延长、骨痛不良事件风险的降低以及CRPC骨转移患者QOL评分的降低。

2.8　镭-223治疗患者的生活质量

骨转移可伴随着严重疼痛，也降低了患者的QOL。对接受镭-223治疗的前列腺癌患者进行QOL评估可以使用调查问卷——FACT-P（图8-13）。FACT-P问卷评估患者的身体健康状况、心理健康状况、功能状况以及前列腺癌特异性项目。

与安慰剂组相反，镭-223组患者治疗后QOL显著改善。因此，镭-223有助于改善患者QOL，可能由于其能降低骨痛所致。

镭-223组患者还表现出前列腺癌特异性QOL项目评分的轻度降低（图8-14~图8-15）。镭-223可以改善去势抵抗性

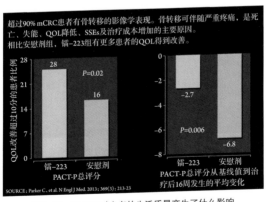

图8-13　镭-223对患者的生活质量产生了什么影响

FACT-P，癌症治疗功能评估—前列腺癌。

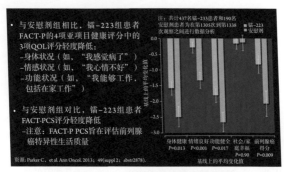

- 与安慰剂组相比，镭-223组患者 FACT-P的4项亚项目健康评分中的3项QOL评分轻度降低：
  - 身体状况（如，"我感觉病了"）
  - 情感状况（如，"我心情不好"）
  - 功能状况（如，"我能够工作，包括在家工作"）
- 与安慰剂组对比，镭-223组患者 FACT-PCS评分轻度降低
  - 注意：FACT-P PCS旨在评估前列腺癌特异性生活质量

注：共计437名镭-223患者233和190名安慰剂患者为在第1305次到第1338次观察之间进行数据分析

■ 镭-223 ■ 安慰剂

身体健康 情绪良好 功能健全 社会/家庭幸福 前列腺癌得分
P=0.013 P<0.001 P=0.017 P=0.90 P=0.009

基线上的平均变化值

来源：Parker C, et al. Ann Oncol. 2013；49(suppl 2；abstr2878).

图8-14　FACT-P亚项目评分自基线值的平均变化

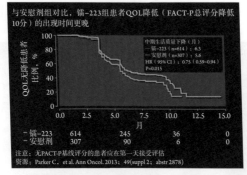

与安慰剂组对比，镭-223组患者QOL降低（FACT-P总评分降低10分）的出现时间更晚

中期生活质量下降（月）
- 镭-223（n=614）：6.3
- 安慰剂（n=307）：5.6
HR（95% CI）：0.75（0.59-0.94）
P=0.015

镭-223	614	245	36	0
安慰剂	307	90	6	0

注：无PACT-P基线评分的患者应在第一天接受评估
来源：Parker C, et al. Ann Oncol. 2013；49(suppl 2；abstr 2878)

图8-15　FACT-P总评分降低的平均时间

FACT-P，Functional Assessment of Cancer Therapy-Prostate.

前列腺癌骨转移患者的生活质量。

2.9　镭-223治疗后的化疗

既往镭-223治疗患者再化疗并不存在安全性问题。化疗对镭-223治疗患者的总生存无不利影响。

研究证实，镭-223与化疗没有相互影响，不排斥化疗（图8-16）。接受镭-223治疗患者的血液指标，如血小板、血红蛋白及中性粒细胞计数与未接受镭-223治疗患者类似。

3　镭-223治疗乳腺癌

目前，正在研究镭-223在转移性乳腺癌人群中的应用。在单臂Ⅱ期临床研究中，患者每4周接受1次静脉注射镭-223共4次。如果4次以内的患者出现病情进展，就不适合再继续

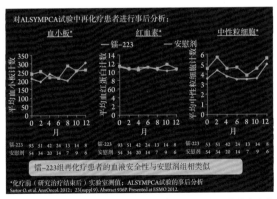

图8-16　接受镭-223或安慰剂治疗后再化疗的患者无临床意义上的差异

注射镭–223。治疗后8周和16周，有74%和69%的患者的UnTx水平出现下降，ALP的平均水平降低33%。总体上来说，镭–223是安全的，患者耐受性好。目前，正在乳腺癌患者中开展进一步研究。

推荐文献

[1] Coleman R., Flamen P., Naume B., et al.（2011）. An Open-Label, Phase IIa, Non-Randomized Study of Radium-223 in Breast Cancer Patients with Bone Dominant Disease No Longer Considered Suitable for Endocrine Therapy. Cancer Research, 71（24 Suppl）: Abstract nr P4-16-04.

[2] Nilsson S., Larsen R.H., Foss S.D., et al.（2005）. First clinical experience with α-emitting radium-223 in the treatment of skeletal metastases. Clinical Cancer Research, 11, 4451-4459.

[3] Nilsson S., Franzén L., Parker C., et al.（2007）. Bone-targeted radium-223 in symptomatic, hormone-refractory prostate cancer: a randomised, multicentre, placebo-controlled phase II study. Lancet Oncology, 8（7）, 587-94.

[4] Parker C., Nilsson D., Heinrich S.I., et al.（2013）. Alpha emitter radium-223 and survival in metastatic prostate cancer. New England Journal of Medicine, 369（3）, 213-23.

[5] Parker C.C., Pascoe S., Chodacki A., et al.（2013）. A randomized, double- blind, dose-finding, multicenter, phase 2 study of radium chloride（Ra 223）in patients with bone metastases and castration-resistant prostate cancer. European Urology, 63（2）, 189-97.

第九章 生活质量评价

1 生活质量（Quality of Life，QOL）

以往，骨转移相关临床试验主要关注一些客观终点指标，如病理性骨折、脊髓压迫、镇痛药物使用或高钙血症。随着有效的系统治疗和支持治疗的不断进步，骨转移患者的生存时间已经大大提高。人们越来越重视与患者健康相关的生活质量（Health-related quality of life，HRQOL），这是一个反映患者功能状况、心理健康状况以及疾病、治疗相关症状的主观多维度概念。从患者角度结合上述内容设计的QOL调查问卷，可能对临床医生来说更有意义，这可以指导患者进行治疗决策，尤其当干预目的是缓解症状时更是如此。

很多关于骨转移治疗最佳方案的临床试验，都需要针对骨转移患者的QOL工具，用以评估治疗的优势和不良反应。一些通用量表已经先于骨转移专用QOL量表被广泛应用于癌症临床试验QOL评价，如欧洲癌症研究与治疗协作组（European Organization for Research and Treatment of Cancer，EORTC）QLQ-C30和癌症治疗功能评价量表（Functional Assessment of Cancer Therapy-General，FACT-G）。

对患者的疼痛或者疼痛对日常生活功能的影响进行评估

时，或者对患者的生理、功能、心理状况进行评估时，SREs
的发生使患者的QOL明显降低。在早期一项二膦酸盐治疗乳
腺癌的临床试验中，在生理和功能方面出现SRE的患者比没
有出现SRE的患者的QOL更低。此外，在前列腺癌男性患者
中，病理性骨折的出现也与功能状况下降明显相关。总的来
说，SREs导致QOL降低。出现SREs的患者很少能够完成基本
的日常生活，并且抑郁和焦虑症状逐渐加重。然而，目前的
临床试验关注于定量研究SRE的发生率和骨疼痛程度，并以
此作为研究的有效终点，这就限制了SREs和QOL间关系的临
床证据。

　　QOL很难量化，因为评价是主观的并且是多维度的。
此外，骨疾病的负担可能在发生SRE前就会对QOL造成影
响。例如，骨痛会使用麻醉镇痛药，进而改善了患者的生
理和心理QOL。但是，这些药物和相关不良反应（如镇
静作用）反过来又会减少患者的活动能力和功能自主性，
进而降低总QOL。开发针对肿瘤亚群患者的新QOL评价
量表，可以更好地监测骨相关病和治疗对晚期肿瘤患者
QOL的影响。迄今为止，只有下面两个调查问卷是用来评
价骨转移患者QOL的。

2　EORTC QLQ-BM22

　　欧洲癌症研究与治疗协作组（EORTC）评价系统
QLQ-C30，包含疾病特异性调查问卷，是国际上和很多美国
协作组（包括肿瘤放疗协作组和西南肿瘤协作组）最常用
的生活质量（QOL）评价工具，也是所有加拿大国家癌症
研究所临床试验选用的工具。开发QLQ-C15-PAL量表是为了
降低肿瘤姑息治疗患者的负担。与QLQ-C30量表中的30项内
容相比，它只有15项精简的核心内容。EORTC QLQ-BM22骨

转移模块用于补充这些核心量表，并完善了Ⅰ~Ⅳ期临床试验相关内容，可以作为EORTC各模块开发的指南。为了确保有效性和可靠性，该模块开发分为4个阶段（表9-1）。模块开发的第1~2阶段在加拿大、澳大利亚和德国进行，第

表9-1　EORTC模块开发的4个阶段

	目标	过程	国家或地区
1	为选定患者群制定相关生活质量问题	（1）文献检索 （2）对HCPs及患者进行访谈 （3）定量/定性数据分析 （4）结合访谈结果制定问题列表	加拿大，澳大利亚，德国（$n=413$）
2	将问题制定成为临时问卷	（1）为现有项目查询EORTC QLG项目数据库 （2）设计新项目，确保新项目与QLQ-C30措辞一致 （3）翻译临时问卷	加拿大，澳大利亚，德国（$n=413$）
3	测试临时问卷的可接受度和可信度	（1）患者完成问卷和访谈 （2）定量和定性数据分析 （3）必要时修改问卷 （4）EORTC QLG审核通过正式发表报告	加拿大，阿根廷，澳大利亚，中国，德国，希腊，荷兰，西班牙，英国（$n=170$）
4	国际现场测试	根据心理测量的有效性、可靠性和灵敏度修改问卷	加拿大，巴西，塞浦路斯，埃及，法国，印度，中国台湾（$n=400$）

EORTC，欧洲癌症研究与治疗协作组；QOL，生活质量；HCPs，健康专业人员；QLG，生活质量组。

3阶段在九个国家用七种语言进行，第4阶段在七个国家用七种语言进行。

EORTC QLQ-BM22模块可以成功评价骨转移患者的生活质量。它包含22个项目，概括成两个症状量表，包括5个疼痛部位和3个疼痛特征，还有功能评分，以及8个功能干扰和6个心理维度（表9-2）。调查问卷的内容来源于大量文献回顾及与健康专业人员（Health Care Professionals，HCPs）、尤其是来自于骨转移患者的访谈。与其他方法相比，该模块的开发涵盖了多个国家的很多患者和健康专业人员。初始项目来自于与61例患者和58位健康专业人员的访谈。在第1阶段，3个国家或地区的413例患者和152位健康专业人员对61个项目提出建议。在第3阶段，超过9个国家或地区的170例患者对含有22个问题的临时模块进行了测试，其中116例患者来自六个非英语国家或地区。纳入多种、非英语母语的人群是为了确保问卷是全面的、跨地域的、文化间可接受的。为了保证骨转移临床试验的对照可靠性，我们的目的是开发可涵盖不同治疗方法、不同并发症的单一模块。在模块开发过程中，我们精心选择受访患者以反映不同年龄、性别、骨转移诊断时间及各种针对骨转移的治疗类型。

第4阶段的现场测试为了检测问卷的可靠性，包含了七个国家或地区接受不同治疗的骨转移患者，如姑息放疗、全身治疗、骨科手术、疼痛症状管理和无治疗等。多数患者进行QLQ-BM22问卷时没有任何困难或发现疑惑的项目。多数参与者可以在15 min内完成QLQ-BM22和QLQ-C30问卷。构建分析确定了QLQ-BM22量表的4个不同方面，每个方面内的项目都高度相关。只有1%的患者在基线和随访时对4个方面的反馈不清晰。对稳定性骨转移的患者进行测试–重测分析，证实了疼痛部位方面的可靠性，其余三个方面也表

表9-2　EORTC QLQ-BM22最终项目

疼痛部位

1	背部
2	腿部或髋关节
3	手臂或肩部
4	胸部或肋骨
5	臀部

疼痛特征

6	持续疼痛
7	间歇疼痛
8	药物不能缓解疼痛

功能影响

9	平卧时疼痛
10	坐位时疼痛
11	试图站立时疼痛
12	行走时疼痛
13	屈身或爬楼梯等动作时疼痛
14	重体力活动时疼痛
15	疼痛影响夜间睡眠
16	需改变日常活动

社会心理方面

17	与亲人产生隔阂
18	担心失去活动能力
19	担心成为别人负担
20	担心未来的健康状况
21	对疼痛改善有希望
22	对健康持乐观态度

各项目分为1~4级：1级=一点也不，2级=有点，3级=相当，4级=非常

现出良好的可靠性。QLQ-C30和QLQ-BM22也验证了各方面间的相关性。各方面相似项目间是相关的，相反的，健康相关生活质量（HRQOL）的不同项目间是不相关的。这表明，QLQ-BM22可以用于未进行QLQ-C30评价的骨转移患者进行健康相关生活质量评价。已知组间的比较进一步证实了QLQ-BM22的有效性。这4个方面可以区分患者是处于一个性能较好的状态还是性能较差的状态，以及是否有应答。心理影响方面是唯一一与已知比较分析没有显著不同的方面。这点可以理解，虽然患者可能在疼痛和功能影响上有改善，但因为心理影响方面包括担心和希望，对于姑息治疗患者来说，这很难通过医疗干预来获得改善。

生活质量正成为姑息治疗中一个越来越重要的目的。对骨转移患者进行纵向随访时，QLQ-BM22在提供症状信息和影响姑息治疗方面具有价值。目前，只有一项其他量表成功用于评估接受双膦酸盐治疗的骨转移患者的生活质量。EORTC QLQ-BM22将增加这些内容，并在国际上评价更多治疗方式和更多患者。现在，QLQ-BM22量表已被翻译成中文、荷兰语、法语、德语、希腊语、马拉雅拉姆语、日语、西班牙语（欧洲和阿根廷）和葡萄牙语（巴西），并期待更多的翻译版本和测试。

对于接受各种治疗的骨转移患者，QLQ-BM22都是有效、可靠的工具。作者推荐，在关于骨转移的国际临床试验的生活质量评估中，QLQ-BM22可与QLQ-C30联合使用。

3 FACT-BP

16项FACT骨痛（FACT-BP）量表是唯一一种特异性用于评价骨转移生活质量的调查问卷（表9-3）。这在61例接受双膦酸盐治疗的患者中得到验证。关于骨痛的FACT-BP量

表9-3 肿瘤治疗的功能评价——骨痛

（1）你身体部位感到骨痛有几处？

（2）我对目前生活质量满意；

（3）我身体某一部位有明显骨痛；

（4）我有骨痛；

（5）当压迫特定部位时，我会出现骨痛；

（6）坐位或躺下时，我会出现骨痛；

（7）因为骨痛，我的日常生存需要照顾；

（8）我因为骨痛而不得不在白天休息；

（9）我因为骨痛而影响行走；

（10）骨痛影响了我的日常生活能力（如：洗澡、穿衣、吃饭等）；

（11）骨痛影响了我的社交活动；

（12）夜间我因骨痛而不能入睡；

（13）我因骨痛而受挫；

（14）我因骨痛而消沉；

（15）我担心骨痛将恶化；

（16）当骨痛困扰我时，家人不能充分理解。

分数等级为0~4：0属于完全没有；1属于轻微；2属于中度；3属于较严重；4属于很严重。

表，是由研究者和临床专家通过评估疼痛性骨转移患者结果而开发的。在初期，FACT-BP量表的项目内容是由提供重要反馈意见的10名患者所验证的，以判断量表中的骨疼痛问题是否具有相关性和全面性，并根据患者纳入数量进行了匹配调整。

这项分析纳入的患者来自于两项已发表的设计相似的临床试验。试验评价了转移性乳腺癌和进展期骨转移患者使用双膦酸盐的疗效，以及接受静脉注射二膦酸盐或口服氯膦酸二钠发生的骨相关事件。

FACT-BP量表在心理测量方面表现良好。在所有时间点内，内部一致性可信系数超过了可接受标准范围，具有构建正确性。例如：FACT-BP和简明疼痛量表（Brief Pain Inventory，BPI）评分呈高度正相关，和FACT生理评分呈中度正相关，而与心理社会评分无明显相关性。但是，人们可能不认为这些量表是密切相关的。尽管有些肿瘤的研究样本数量较少，导致特定分析的权重较低，但FACT-BP在特定方向上对患者一般状况的呈现，证实了其对已知肿瘤的有效性和反馈性。

推荐文献

[1] Aaronson, N.K., Ahmedzai, S., Bergman, B., et al.(1993). The European Organi-zation for Research and Treatment of Cancer QLQ-C30: a quality-of-life instru-ment for use in international clinical trials in oncology. Journal of the National Cancer Institute, 85, 365-376.

[2] Broom, R., Du, H., Clemons, M., et al.(2009). Switching breast cancer patients with progressive bone metastases to third-generation bisphosphonates: measur-ing impact using the Functional Assessment of Cancer Therapy-Bone Pain. Jour-nal of Pain and Symptom Management, 38（2）, 244-257.

[3] Cella, D.F., Tuskey, D.S., Gray, G., et al.(1993). The functional assessment of cancer therapy scale: development and validation of the general measure. Journal of Clinical Oncology, 11, 570-579.

[4] Chow, E., Hird, A., Velikova, G., et al.(2009). The European Organisation for Re-search and Treatment of Cancer Quality of Life Questionnaire for patients with bone metastases: The EORTC QLQ-BM22. European Journal of Cancer, 45, 1146-1152.

[5] Chow, E., Nguyen, J., Zhang, L., et al.(2011). International field testing of the reliability and validity of the EORTC QLQ-BM22 module

to assess health-related quality of life in patients with bone metastases. Cancer, doi: 10.1002/cncr.26410. [Epub ahead of print].

[6] Groenvold, M., Petersen, M.A., Aaronson, N.K., et al.(2006). The development of the EORTC QLQ-C15-PAL: a shortened questionnaire for patients in palliative care. European Journal of Cancer, 42 (1), 55-64.

病例1

- 男性，82岁，前列腺癌
- X线片示右胫骨出现直径为6 cm大小的溶骨性病变（图1）
- 是否适合手术？是否要进行放疗（剂量为多少）？

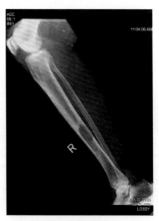

图1　术前X线片

病例 1 结果

- 负重区存在直径为6 cm的溶骨性病变，存在病理性骨折的高危风险

- 通过静态锁定髓内钉进行胫骨内固定术，预防病理性骨折（图2）

- 为不影响患者手术伤口的愈合，术后6周开始进行放射治疗

- 总剂量为20 Gy，平均5 d

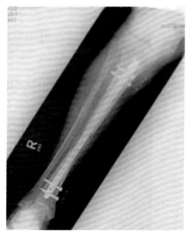

图2　术后X线片

病例2

- 女性，71岁，肺癌
- X线片示右股骨粗隆范围较大的溶骨性病变，骨皮质变薄（图1）
- 治疗方案如何？

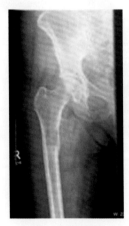

图1　术前X线片

病例 2 结果

- 负重区较大的溶骨性病变是发生病理性骨折的高危因素
- 行髓内钉内固定术（图2~图3）
- 术后4周接受放射治疗（总剂量为20 Gy，平均5 d）

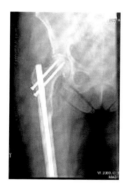

图2　术后X线片（股骨上段）

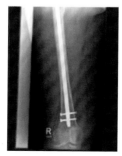

图3　术后X线片（股骨下段）

病例3

- 男性，67岁，前列腺癌
- X线片示左股骨颈病理性骨折（图1）

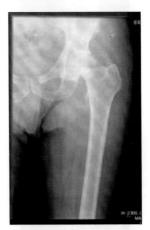

图1　术前X线片

病例 3 结果

- 行骨水泥型双动头假体置换术（图2）
- 术后6周左髋部和股骨接受放射治疗（总剂量为 20 Gy，平均5 d）

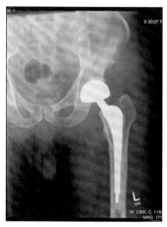

图2　术后X线片

病例4

- 女性，55岁，乳腺癌
- X线片示右股骨近端内侧出现溶骨性破坏（图1）
- 右股骨颈广泛受侵

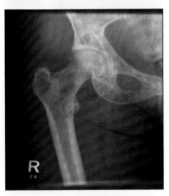

图1　术前X线片

病例 4 结果

- 行右股骨髓内钉内固定（图2）
- 术后5周接受放射治疗

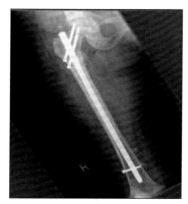

图2　术后X线片

病例5

- 女性，46岁，乳腺癌
- X线片示左髂骨较大范围溶骨性病变（图1）
- 左髋臼内壁完全缺损
- 左股骨头向上、向骨盆内移位

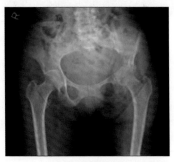

图1　X线片显示左髂骨溶骨性病变

病例5 结果

- 患者拒绝手术治疗，自己采用顺势疗法治疗。